Eva Felde / Dr. med. Ulrike Novotny

Schmerzkrankheit Fibromyalgie

- So kommen Sie rasch zur richtigen Diagnose
- Lindern Sie erfolgreich Ihre Schmerzen
- Mit vielen wertvollen Ratschlägen für Alltag, Familie und Beruf

TRIAS

Bibliografische Information der Deutschen Bibliothek
Die Deutsche Bibliothek verzeichnet diese Publikation in der Deutschen Nationalbibliografie; detaillierte bibliografische Daten sind im Internet über http://dnb.ddb.de abrufbar

Programmplanung: Sibylle Duelli

Redaktion: Karl Quadt

Umschlaggestaltung:
Cyclus · Visuelle Kommunikation, Stuttgart

Bildnachweis:
Coverfoto vorn: Mauritius
hinten: Fridhelm Volk

Wichtiger Hinweis:
Wie jede Wissenschaft ist die Medizin ständigen Entwicklungen unterworfen. Forschung und klinische Erfahrung erweitern unsere Erkenntnisse, insbesondere was Behandlung und medikamentöse Therapie anbelangt. Soweit in diesem Werk eine Dosierung oder eine Applikation erwähnt wird, darf der Leser zwar darauf vertrauen, dass Autoren, Herausgeber und Verlag große Sorgfalt darauf verwandt haben, dass diese Angabe **dem Wissensstand bei Fertigstellung des Werkes** entspricht.
Für Angaben über Dosierungsanweisungen und Applikationsformen kann vom Autor und Verlag jedoch keine Gewähr übernommen werden. **Jeder Benutzer ist angehalten,** durch sorgfältige Prüfung der Beipackzettel der verwendeten Präparate und gegebenenfalls nach Konsultation eines Spezialisten festzustellen, ob die dort gegebene Empfehlung für Dosierungen oder die Beachtung von Kontraindikationen gegenüber der Angabe in diesem Buch abweicht. Eine solche Prüfung ist besonders wichtig bei selten verwendeten Präparaten oder solchen, die neu auf den Markt gebracht worden sind. **Jede Dosierung oder Applikation erfolgt auf eigene Gefahr des Benutzers.** Autoren und Verlag appellieren an jeden Benutzer, ihm etwa auffallende Ungenauigkeiten dem Verlag mitzuteilen.

Gedruckt auf chlorfrei gebleichtem Papier

Medizinverlage Stuttgart GmbH & Co. KG
Oswald-Hesse-Str. 50
70469 Stuttgart
Printed in Germany
Satz: Satz & mehr, Besigheim
Druck: Westermann Druck Zwickau GmbH, Zwickau

ISBN 3-8304-3259-3 1 2 3 4 5 6

Zu diesem Buch

Liebe Leserinnen und liebe Leser,

was Fibromyalgie bedeutet, wissen wir aus eigener Erfahrung. Das Krankheitsbild ist selbst in medizinischen Fachkreisen noch weniger gut bekannt, als es für die Betroffenen wünschenswert ist, obwohl die Fibromyalgie bereits seit etwa 10 Jahren gut definiert ist. Mit diesem Buch, das sich an Betroffene wie auch an Fachleute richtet, möchten wir dazu beitragen, Informationslöcher zu stopfen.

Bei einem chronischen Krankheitsbild wie der Fibromyalgie ist es für die Behandlung entscheidend, dass der Betroffene gut informiert ist und selbst aktiv mitarbeitet. Hierzu soll das Buch eine Fülle von Anregungen geben. Uns war es aber auch sehr wichtig, etliche selbst an Fibromyalgie Erkrankte zu Wort kommen zu lassen, denn nur sie wissen, was die Krankheit im Alltag wirklich bedeutet und wie man mit ihr positiv umgehen kann. Diese Beobachtungen sollen aber auch Fachleuten plastisch schildern, welche Odyssee Fibromyalgie-Patienten meist unnötig hinter sich haben, wie sie sich in der »medizinischen Mühle« teilweise fühlen, wo die Punkte sind, an denen eine noch bessere Zusammenarbeit im Team Betroffener und Arzt möglich ist. Auch das möchten wir zur positiven Bewältigung beigetragen wissen.

Die Fibromyalgie ist immer noch eine recht rätselhafte Krankheit. Je bekannter sie ist, je mehr sich die von ihr Betroffenen bemerkbar machen, desto eher wird auch weitere Forschung betrieben, die bereits auf etliche sehr interessante Ansätze zurückblicken kann. Daher war es uns auch ein Anliegen, mit diesem Buch ein Sprachrohr für die Fibromyalgie-Patienten zu sein.

Es wäre schön, wenn wir mit diesem Buch dazu beitragen können, über das Krankheitsbild Fibromyalgie auf der einen Seite aufzuklären, andererseits den Teufelskreis der teilweise langjährigen Suche nach der richtigen Diagnose, der mit riesigen Steinen aus Frustration gepflastert ist, zu durchbrechen.

In der Behandlung der Fibromyalgie ist noch vieles im Fluss. So viel ist klar: Es gibt derzeit keine einfache Pille, die alle Beschwerden beseitigt. Aber ebenso klar ist es, dass Betroffene, die die Behandlung auch in die eigene Hand nehmen, sehr viel erreichen können. Das bedeutet unbestreitbar einiges an Arbeit, die dann aber auch durch eine ganz deutlich verbesserte Lebensqualität belohnt wird. Dass die Betroffenen ihren »inneren Arzt« aktivieren und ihre Krankheit aktiv und mit Optimismus in Angriff nehmen können, wünschen ganz herzlich

Eva Felde

Dr. med. Ulrike Novotny

Was ist Fibromyalgie?

Eine erste Orientierung

Fibromyalgie ist ein Schmerzsyndrom des Bewegungsapparates (-algie: Schmerzen). Beteiligt sind vor allem die Muskeln. Weil sie aus faserförmigen Zellen aufgebaut sind, wurde der Begriff Fibromyalgie geprägt (Fibro- = Fasern). Fibromyalgie heißt wörtlich übersetzt »Faser-Muskel-Schmerz«. Die früher geläufigen Bezeichnungen Fibrositis oder Fibromyositis (Faser- oder Muskelfaserentzündung) werden nicht mehr verwendet, weil die Krankheit nicht mit entzündlichen Veränderungen einhergeht.

Schmerzsyndrome am Bewegungsapparat gibt es etliche, von Rückenschmerzsyndromen über entzündlich rheumatische Krankheiten bis hin zum Knochenschwund. Die Fibromyalgie ist nicht immer leicht gegen andere Schmerzsyndrome abzugrenzen. Charakteristisch sind Schmerzen in ganz bestimmten Gebieten, den so genannten Schmerzdruckpunkten (»tender points« = empfindliche Punkte), aber auch gleichzeitig ein genereller Schmerz, der sich nicht exakt bestimmten Bezirken zuordnen lässt. Im Kapitel »Krankheitszeichen« sind diese Schmerzen näher beschrieben.

Die Fibromyalgie geht aber nicht allein mit Schmerzen einher, sondern mit etlichen weiteren, oft nur recht unscharf definierbaren Krankheitszeichen. Deshalb ist sie nicht nur gegenüber rheumatischen und anderen Krankheiten des Bewegungsapparates abzugrenzen, sondern auch gegen weitere Allgemeinkrankheiten. Diese Begleitsymptome umfassen ein äußerst breites Spektrum an Beschwerden. Ihre Zahl wird mit mindestens 144 angegeben, die natürlich und glücklicherweise nicht alle bei demselben Patienten auftreten. Hierzu gehören Schlafstörungen, lähmende Müdigkeit, traurige Verstimmtheit (Depression), Verdauungsprobleme, Kopfschmerzen und etliche weitere Symptome, die ab Seite 17 ff., 21 ff. eingehender beschrieben sind.

Diese Symptome können die Folge der chronischen Schmerzen sein, aber auch auf einer gemeinsamen Ursache beruhen. Sie können in ihren

Auswirkungen und Folgen für den Betroffenen das »kleinere Übel« sein, sie können aber auch teilweise den Alltag noch stärker beeinträchtigen als die Schmerzen.

Welche Ursache der Fibromyalgie zugrunde liegt, ist bislang noch Gegenstand eines weitgehenden Rätselratens. Verschiedene Faktoren kristallisieren sich aber bereits heraus.

Betroffen sind ganz überwiegend Frauen; das Verhältnis Frauen zu Männer liegt hierbei bei 8:1. Vom Kindes- bis zum Greisenalter kann die Fibromyalgie auftreten, sodass keine Altersklasse ausgenommen ist. Das Krankheitsbild ist nicht selten. Allerdings sind exakte Zahlenangaben kaum möglich, denn vielfach wird die Fibromyalgie oft jahrelang nicht erkannt. Seriöse Schätzungen in den USA gehen von mindestens 1,3–2 Prozent der Bevölkerung aus. In Deutschland vermutet man, dass etwa 3–4 Prozent aller Einwohner der Bundesrepublik betroffen sind, zumindestens aber 3,5 Prozent der Frauen und 0,5 Prozent der Männer. In absoluten Zahlen ausgedrückt bedeutet dies: 1,5 Millionen Frauen in Deutschland müssen im Laufe ihres Lebens mit diesem Beschwerdebild rechnen; das ist eine von 28 Frauen!

Die Fibromyalgie beeinträchtigt den Alltag mehr oder weniger stark, aber sie ist keine bösartige Krankheit. Das bedeutet, dass sie nicht wie Krebs- oder Herz-Kreislaufkrankheiten lebensbedrohlich ist. Sie schreitet auch nicht aggressiv fort wie einige andere Krankheiten des rheumatischen Formenkreises, zu denen die Fibromyalgie zählt. Anders als bei der primär chronischen Polyarthritis, dem entzündlichen Gelenkrheuma, zerstören die Prozesse beim »Faser-Muskel-Schmerz« nicht die Gelenke und die sie umgebenden Strukturen.

Dennoch ist die Fibromyalgie sehr ernst zu nehmen, da sie den Lebensentwurf, die Arbeitsfähigkeit und den Lebensstil sehr nachdrücklich beinflussen kann. Sie verläuft über Jahre, und wie bei allen anderen chronischen Krankheiten auch ist die Mitarbeit des Betroffenen unerlässlich, um eine Besserung zu erzielen. Es gibt keinen einfachen Weg, um diese Krankheit zu behandeln! Sie kann aber als Chance betrachtet werden, die bisherige Lebensweise zu überprüfen, Ballast über Bord zu werfen und sich mehr auf sich selbst und die eigenen Bedürfnisse zu besinnen.

Die chronische Schmerzkrankheit Fibromyalgie ist aber nicht nur für den Betroffenen selbst von Bedeutung, sondern muss auch von seinen

Mitmenschen richtig bewertet werden. Da sich nämlich Schmerzen nicht so einfach messen lassen wie beispielsweise ein erhöhter Cholesterinspiegel oder eine Herzstromkurve und sie sich praktisch immer auf die Stimmung niederschlagen, sind sie für die Lebenspartner, Kinder, Arbeitskollegen, Freunde oder andere oft kaum nachzuvollziehen oder von vermeintlichen »Launen« abzugrenzen. Fibromyalgie-Patienten erleben es wie andere Patienten mit chronischen Schmerzsyndromen oder anderen chronischen, wenn auch nicht lebensbedrohlichen Störungen wie beispielsweise Ohrensausen (Tinnitus) ständig, dass sie und ihre Beschwerden nicht ganz ernst genommen werden. Eine sachliche und fundierte Information über das Krankheitsbild ist hier der erste Schritt zu einem fruchtbareren Umgang miteinander.

Mögliche Ursachen der Fibromyalgie

Fibromyalgie ist keine »rein psychische« Krankheit, schon gar keine Einbildung! Wahrscheinlich mehrere, bisher noch unklare Ursachen führen zu einer fehlerhaften Schmerzverarbeitung in verschiedenen Bereichen des Nervensystems. Als mögliche Ursachen werden beispielsweise Erbfaktoren und Störungen im Haushalt der Nervenbotenstoffe (Neurotransmitter) vermutet, die die Impulsübertragung im Nervensystem regeln.
Da das Nervensystem nicht nur für Signale an die Muskulatur, sondern beispielsweise auch für alle inneren Organe (z.B. Harnblase, Magen-Darm-Kanal) und für »Stimmungen« zuständig ist, erklärt sich die Vielfalt der möglichen Symptome bei der gestörten Impulsverarbeitung, die der Fibromyalgie zugrunde liegt oder sie begleitet.

Eine psychosomatische Krankheit?

Kennen Sie jemanden, der gut gelaunt ist, wenn er bohrende Zahnschmerzen hat? Das ist unwahrscheinlich. Wahrscheinlicher dagegen ist, dass er alle Sympathien seiner Mitmenschen erhält, denn Zahnschmerzen kann man nachvollziehen, und außerdem gibt es einen handfesten Grund dafür – einen kariösen Zahn, eine abgebrochene Füllung oder Ähnliches.

Wissen Sie, wie sich ein Mensch unter einer Migräneattacke fühlt? Möglicherweise leiden Sie selbst an den bohrenden, meist halbseitigen Kopfschmerzen. Dann wissen Sie auch, dass weitere Beschwerden wie Lichtscheu oder Übelkeit damit einhergehen können. Wer selbst nicht an Migräne leidet, kann schon weniger leicht nachvollziehen, was es bedeutet, Migräniker zu sein. Allerdings ist das Krankheitsbild bereits seit vorchristlichen Zeiten sehr gut bekannt und recht gut erforscht. Das ist bei der Fibromyalgie in vergleichbarer Weise bei weitem nicht der Fall.

Da die Schmerzen und die weiteren Beschwerden bei Fibromyalgie schlecht objektivierbar, nachprüfbar und messbar sind, ist es am einfachsten, sie als »rein psychisch« abzutun. So werden sie dann rasch mit »eingebildet« gleichgesetzt. Dies ist aber nicht der Fall. Körper und Psyche sind sehr eng miteinander vernetzt, und eine Störung in einem Bereich wirkt sich immer auf den anderen aus. Manchmal ist es nicht zu klären, was zuerst da war, die Henne oder das Ei. Bei Fibromyalgie ist es indessen heute recht klar, dass das Krankheitsbild nicht einfach Folge einer zunächst bestehenden psychischen Störung ist. Dennoch kann es psychische Folgen haben – Muskelschmerzen führen ebenso zu Stimmungsveränderungen wie Zahnschmerzen!

Der seelische Aspekt ist dennoch sehr wichtig, denn ebenso wie sich die Fibromyalgie auf die Psyche auswirken kann, lassen sich ihre Symptome teilweise auch durch »psychologische Tricks« bessern – wie auch sonst jede Heilung durch die Psyche mit beeinflusst wird.

Krankheitszeichen und Beschwerden

Schmerzen

Das leitende Symptom bei Fibromyalgie besteht in zweierlei Art von Schmerzen: zum einen die recht gut lokalisierbaren Schmerzen an umschriebenen Punkten, die im Englischen als »tender points« bezeichnet werden, und zum anderen schlecht abgrenzbare Schmerzen »überall«, für die auch der saloppe Begriff Ganzkörperschmerzen geprägt wurde.

Umschriebene Schmerzpunkte

Der in der Literatur verwendete Begriff »tender points« ist nicht ganz treffend, denn »tender« bedeutet überempfindlich oder zumindest empfindlich, aber die betreffenden Punkte sind auf gezielten Druck hin mehr als das, nämlich ausgesprochen schmerzhaft.

Die Schmerzpunkte sind auch nicht mit so genannten Triggerpunkten zu verwechseln. Das wieder sind Punkte, an denen sich ausstrahlende Schmerzen auslösen lassen. Zwar strahlen typischerweise auch die Schmerzen aus, die von den »tender points« ausgehen, aber der Arzt unterscheidet bei beiden unterschiedliche Ursachen.

Die umschriebenen Schmerzpunkte bei Fibromyalgie befinden sich recht einheitlich an den in Abbildung 1 gezeigten Stellen des Körpers.

Die für die Fibromyalgie typischen Schmerzdruckpunkte befinden sich spezifisch in Gebieten, in denen Muskeln am Knochen ansetzen oder in Bänder übergehen, besonders häufig am Nacken und im Schulterbereich. Im Gegensatz zu den meisten Krankheiten des rheumatischen Formenkreises sind hier die Gelenke selbst am Schmerzgeschehen nicht beteiligt.

Für eine Fibromyalgie spricht es, wenn an den druckempfindlichen Punkten weder eine Schwellung noch eine Rötung, Überwärmung oder knotig veränderte Unterhaut festzustellen sind.

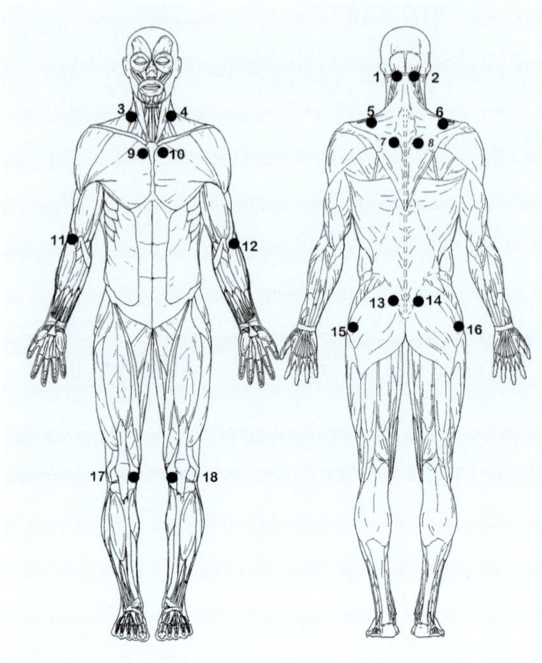

Abb. 1: Umschriebene Schmerzpunkte, die auf Druck schmerzempfindlich und für die Fibromyalgie charakteristisch sind (Quelle: Deutsche Fibromyalgie-Vereinigung)

Generalisierter Schmerz

Der eher unscharf begrenzte weitere Schmerz hat Ähnlichkeiten mit Rheumaschmerzen, indem er mit Steifigkeit, besonders morgens, und Missempfindungen einhergeht, die am ehesten mit einem Brennen oder einem Fließen zu beschreiben sind. Teilweise gehen sie mit dem Gefühl einher, der betroffene Bezirk sei geschwollen, wobei objektiv von außen aber keine Schwellung erkennbar ist.

Diese eher allgemeinen Schmerzen werden auf beiden Seiten des Körpers, in der oberen wie unteren Körperhälfte und entlang der Wirbelsäule erlebt.

Die Schmerzen sind nicht immer gleich stark, sondern ihre Intensität wechselt von Tag zu Tag, wie auch der Hauptschwerpunkt ihrer Ausstrahlung. So kann an einem Tag der Schulterbereich stärker betroffen sein, an einem anderen Tag eher die Beine. Der Schmerz ist nicht bei jedem Betroffenen gleich ausgeprägt, sodass die damit verbundene Beeinträchtigung durchaus unterschiedlich ist. Die Patienten müssen keine

Bedenken haben, dass die Schmerzen im Lauf der Zeit immer schlimmer werden; eine solche Tendenz ist nicht zu beobachten.

Weitere Beschwerden

Macht man sich die Mühe, alle verschiedenen, bei Fibromyalgie bislang beobachteten weiteren Beschwerden zu zählen, kommt man auf die stattliche Anzahl von bis zu 144 Symptomen. Bei dieser Menge handelt es sich teilweise um Überschneidungen, und sie treten auch nicht alle beim selben Patienten auf. In eine Systematik gebracht umfassen die Beschwerden Störungen in folgenden Bereichen:

- Müdigkeit, Erschöpfung und Schlafstörungen
- Stimmungsschwankungen, Hoffnungslosigkeit, Depressionen, Konzentrationsstörungen
- Schwindel, Ohrensausen
- Spannungskopfschmerzen, Migräne
- Kribbeln, Brennen, Missempfindungen in Händen und Füßen (die als so genanntes restless legs syndrom – das Syndrom der unruhigen Beine – die Schlafstörungen verstärken können)
- Störungen von Seiten des Verdauungstraktes (Magenbeschwerden wie Magenschmerzen und Sodbrennen, Reizdarm mit übermäßiger Gasbildung, abwechselnd Verstopfung und Durchfall)
- Harndrang aufgrund von Blasenkrämpfen, Brennen beim Wasserlassen
- schmerzhafte oder verlängerte monatliche Regelblutung bei Frauen

Die Häufigkeit der Beschwerden und weitere Symptome sind in Tabelle 1 zusammengefasst.

Weitere Beschwerden können (seltener) hinzukommen, sodass die Fibromyalgie fast zum medizinischen Chamäleon wird: im Bereich der Augen vorübergehendes Verschwommensehen oder Gesichtsfeldausfälle; im HNO-Bereich Heiserkeit oder Hörsturz und Ohrensausen, im Bereich des Hormonsystems Schilddrüsenstörungen, Haarausfall und andere Zeichen eines hormonellen Ungleichgewichtes. Geruchs- und Geschmacksstörungen, übermäßige oder verminderte Pigmentansammlungen auf der Haut, Infektanfälligkeit, eine erhöhte, aber noch nicht als Fieber zu bezeichnende Körpertemperatur (»subfebrile« Temperatur: unter 38°C, im After gemessen), auffallende Gewichtsschwankungen um bis zu 2 kg an einem Tag aufgrund übermäßiger Flüssigkeitseinlagerung, ein vermindertes sexuelles Interesse, Schmerzen beim Geschlechtsverkehr und weitere Symptome können auf das Konto der Fibromyalgie gehen.

Tab. 1: Beschwerden und Krankheitszeichen bei Fibromyalgie und ihre Häufigkeit (Angaben aus verschiedenen Übersichten)

Beschwerden am Bewegungsapparat	**Häufigkeit**
Schmerz-Druckpunkte	90–100%
Muskelschmerzen	8–98%
Gelenkschmerzen	60%
Morgensteifigkeit	67–77%
Kribbeln, Prickeln, Taubheitsgefühl	21–62%
Allgemeinsymptome	
Allergien und Unverträglichkeiten	60%
Vermehrte Schweißbildung (Hyperhidrosis)	76%
Kopfschmerzen, Migräne	53–95%
Konzentrationsstörungen	32%
Chronische Müdigkeit	50–81%
Depressionen	53–95%
Abgeschlagenheit	32%
Schwindel	27%
Schlafstörungen	75–92%
Schmerzhafte Regelblutung	40%
Reizdarm	30–40%
Reizblase	10–26%
Beschleunigter oder »stolpernder« Herzschlag (Tachykardie, Arrhythmie)	24–50%
Fleckförmige Einblutungen (Ekchymosen)	20%
Trockene Schleimhäute (Sicca-Symptome)	36–77%
Weißwerden der Finger: Raynaud-Symptomatik	15–17%
Schwellungsgefühl	38%

Wie bei den Schmerzen sind auch die weiteren Symptome beim Einzelnen unterschiedlich stark; ebenso im Vergleich verschiedener Betroffener.

Selbstverständlich sind Beschwerden immer daraufhin zu untersuchen, ob sie nicht auf einer anderen behandlungsbedürftigen Krankheit beruhen. Andererseits sollte auch eine Überdiagnostik vermieden werden. Hier sollten Arzt und Patient beispielsweise daran denken, dass Brustschmerzen vielfach nicht vom Herzen, sondern von den Schmerzdruckpunkten ausgehen und eine Herzkrankheit vortäuschen können!

Beschwerden bei Kindern

Die Beschwerden sind bei Kindern in der Regel denen der Erwachsenen ähnlich, wobei sie Missempfindungen oft an weniger Druckschmerzpunkten angeben, seltener an Kopfschmerzen, genereller Müdigkeit und Morgensteifigkeit leiden. Die wesentlichen Symptome bei Kindern sind Schlafstörungen und generelle Schmerzen.

Klassifikation der Fibromyalgie

Um in wissenschaftlichen Studien genaue Aussagen treffen zu können, ist eine möglichst exakte Definition wichtig, wann ein Beschwerdebild eine Fibromyalgie ist und der Betroffene dementsprechend in eine Studie aufgenommen werden kann, und wann die Diagnose eher »verwässert« ist. Eine solche Definition der amerikanischen Rheumatologen (ACR, American College of Rheumatology) lautet:

- Mindestens 11 von 18 Schmerzdruckpunkten sind positiv, also schmerzhaft bei der Untersuchung.
- Gleichzeitig sind generalisierte Schmerzen seit mindestens drei Monaten vorhanden, und zwar auf beiden Seiten des Körpers, oberhalb und unterhalb der Taille und entlang der Wirbelsäule.
- Sind weniger als 11 Druckpunkte schmerzhaft, fordern einige Experten mindestens drei weitere Symptome (Morgensteifigkeit, Müdigkeit, Schlafstörungen, Brennen oder Kribbeln in Armen oder Beinen, Kopfschmerzen), um die Diagnose sicher stellen zu können.
- Eine andere Krankheit, die zu vergleichbaren Symptomen führen kann, muss ausgeschlossen sein.

Ursachen und Auslöser

Bevor es an die Diagnostik geht und damit um die Frage »Handelt es sich um eine Fibromyalgie oder um ein anderes Krankheitsbild?«, ist es wichtig, mögliche Ursachen und Auslöser kennen zu lernen, denn auch sie müssen mithilfe einer eingehenderen Diagnostik geklärt werden.

Insgesamt tappt die Forschung über die Ursachen und Auslöser der Fibromyalgie noch weitgehend im Dunkeln, aber einige Anhaltspunkte wurden bereits zusammengetragen.

Zunächst nehmen Ärzte bei diesem Syndrom wie auch bei anderen Krankheiten eine Einteilung in »primär« und »sekundär« vor. Als primäre Fibromyalgie werden alle die Krankheitsbilder bezeichnet, bei denen die eigentliche Ursache unbekannt ist; das ist die häufigere Form.

Bei einer sekundären Fibromyalgie geht eine andere Krankheit voraus, die dann die Fibromyalgie auslöst (daher sekundär: an zweiter Stelle im Ursachengefüge). Die erste Krankheit oder Störung wirkt als Auslöser (Trigger). Hierzu können gehören:

- körperliches Trauma, z.B. Unfall, Verletzung, Operation, in bis zu 20 Prozent nach Schleudertrauma
- körperliche Überlastung durch orthopädische Probleme, Leistungssport, berufliche einseitige Belastungen
- seelisches Trauma, z.B. Verlustereignis (Trennung, Todesfall, Arbeitsplatz)
- Virusinfektionen wie Epstein-Barr- oder Hepatitis-C-Infektion
- Borrelieninfektion (von Zecken übertragen, auch Lyme-Krankheit genannt)

Keine dieser Ursachen erklärt allerdings das Auftreten einer primären Fibromyalgie, sodass hier für die Ursachenklärung derzeit der einzige Weg darin besteht, zahllose Untersuchungen anzustellen und aus den Ergebnissen mosaiksteinartig zusammenzustellen, welche Auffälligkeiten anzutreffen sind.

Auffälligkeiten, die mit einer möglichen Ursache in Zusammenhang zu bringen sind, wurden in folgenden Bereichen beobachtet:

- Schlafstörungen
- Hormonhaushalt
- Schmerzwahrnehmung
- Immunsystem
- soziale und psychische Faktoren

Einige Wissenschaftler diskutieren aber auch die Ansicht, dass die Fibromyalgie eigentlich keine Krankheit ist, sondern eine funktionelle Störung ohne organische Ursache. Nach ihrer Vorstellung kommt es zu Symptomen, weil eine bestimmte biologische Konstellation beim Fibromyalgiker eine andere Stressantwort hervorruft als beim Gesunden. Zu dieser Konstellation können verschiedene Faktoren beitragen: eine erbliche Komponente, ein körperlicher Stress wie beispielsweise eine Infektion oder ein Trauma und ungünstige Verarbeitungsmuster vorangegangener Krankheiten.

Schlafstörungen

Fibromyalgie-Patienten leiden häufiger als andere Menschen an Schlafstörungen. Besonders kennzeichnend für das Syndrom sind die periodischen Extremitätenbewegungen (PLMD, periodic limb movement disorder), die dem »restless legs syndrome« zugeordnet werden. Hierbei ziehen sich die Beinmuskeln während des Schlafs alle 20–40 Sekunden unwillkürlich zusammen. Das weckt den Betreffenden auf, der allerdings in der Regel nicht erkennt, was ihn aufgeweckt hat.

Diese Schlafstörungen könnten durchaus die Ursache und nicht nur eine Folge der Fibromyalgie sein. Experimente sprechen hierfür: In einer Studie wurden gesunde Probanden regelmäßig aus der Tiefschlafphase aufgeweckt. Anschließend berichteten sie über Schmerzen, die der Fibromyalgie ähnlich sind. Andere Studien stimmen damit überein, denn sie belegen, dass gestörter Schlaf das Immunsystem beeinträchtigt und nicht nur zu einer verstärkten Entzündungsbereitschaft führt, sondern auch die Schmerzschwelle absenkt.

Störungen in hormonellen Regelkreisen

Hormone sind Botenstoffe, die für eine Kommunikation zwischen der »Zentrale« (dem Nervensystem) und den ausführenden Zellen und Geweben sorgen. Die Ausschüttung von Stresshormonen beispielsweise bewirkt, dass der Körper in seinen ganz verschiedenen Bereichen optimal auf Flucht vorbereitet wird: Sie steigern den Blutdruck, senken die Schmerzschwelle, fördern die Muskel- und drosseln die Hautdurchblutung, bewirken eine tiefere Atmung und ziehen aus dem Verdauungssystem Blut ab.

Bei Fibromyalgie lassen sich verschiedene Abweichungen von normalen Hormonspiegeln im Blut wie auch im Nervensystem messen. Aber auch hier ist unklar, ob diese veränderten Hormonspiegel die Ursache oder die Folge der Krankheit sind.

Messbar verändert sind beispielsweise die Serotonin-, Östrogen-, Stress-, Wachstums- und Schilddrüsenhormonspiegel.

Serotonin wurde bereits als »Glückshormon« bezeichnet. Dieser wichtige Botenstoff im zentralen Nervensystem vermittelt in bestimmten Gehirnregionen Wohlbefinden. Ein verminderter Serotoninspiegel scheint viele Symptome bei Fibromyalgie erklären zu können (siehe S. 27 f.). Östrogen ist eines der weiblichen Geschlechtshormone. Seine Beteiligung im Geschehen der Fibromyalgie könnte erklären, warum deutlich mehr Frauen als Männer betroffen sind. Stresshormone sind nicht nur für eine sinnvolle Stressantwort, sondern auch für die Schlafregulierung verantwortlich. Bei Depressionen wurden erhöhte Stresshormonspiegel gefunden, bei Fibromyalgie dagegen sind die Cortisolspiegel, also die Spiegel eines bestimmten Stresshormons, eher erniedrigt. Bei einem Mangel fällt die Antwort auf physischen Stress (z.B. Infektion, sportliche Überforderung) oder seelischen Druck abgeschwächt aus.

Das Wachstumshormon ist auch nach Abschluss des Längenwachstums an etlichen Stoffwechselschritten beteiligt. Bei einem Drittel der Fibromyalgie-Patienten ist der Spiegel des Insulin-Wachstumsfaktors (IGF, insulin growth factor) erniedrigt. Bekannt ist, dass sich Menschen bei niedrigen IGF-Spiegeln schlecht zu Aktivitäten aufraffen können, Kälte schlecht vertragen, nicht über ihre sonstige geistige Kapazität verfügen und über Muskelschwäche klagen.

Veränderte Schmerzwahrnehmung

Möglicherweise ist in zentralen Gebieten des Nervensystems die Schmerzverarbeitung beeinträchtigt. In Gehirn- und Rückenmarksflüssigkeit lässt sich die so genannte »Substanz P« nachweisen, ein Nervenbotenstoff, der mit der Schmerzwahrnehmung in engem Zusammenhang steht. Bei Fibromyalgie wurden dreifach erhöhte Spiegel dieses Botenstoffes gemessen. Kernspintomografie-Untersuchungen des Gehirns, mit deren Hilfe der Funktionszustand einzelner Gebiete beurteilt werden kann, ergaben ebenfalls Auffälligkeiten in den Bezirken, die mit der Schmerzwahrnehmung oder -verarbeitung befasst sind. Als Ergebnis solcher Veränderungen tritt eine erhöhte Empfindlichkeit gegenüber Schmerzen ein, die auch als generalisierte Hypervigilanz (Vigilanz = Aufmerksamkeit) bezeichnet wird. Sensorische Reize werden gewissermaßen vervielfältigt, sodass der Betreffende gegenüber Stimuli von außen überempfindlich wird.

Diese veränderte Schmerzwahrnehmung ließ sich durch Untersuchungen erfassen. In einer Studie erhielten beispielsweise drei Probandengruppen einen Fragebogen, in dem sie ihre Reaktion auf Schmerz- und Geräuschreize festhalten sollten. Eine Gruppe umfasste Patienten mit chronischer rheumatoider Arthritis, eine zweite Fibromyalgie-Patienten und die dritte Menschen ohne Beschwerden von Seiten des Bewegungsapparates. Verglichen mit den anderen Personen verhielten sich die Fibromyalgie-Patienten am empfindlichsten gegenüber dem Reiz Schmerz und dem Reiz Lärm.

Änderungen am Immunsystem

Die Krankheiten des rheumatischen Formenkreises wie das klassische Rheuma (primär chronische Polyarthritis), die Polymyalgia rheumatica und andere sind durch weitreichende Störungen des körpereigenen Abwehrsystems gekennzeichnet. Immunzellen wenden sich hierbei gegen gesunde, körpereigene Zellen, die sie fälschlich als fremd erkennen. Bei den rheumatischen Krankheiten wenden sich diese so genannten autoaggressiven Zellen (auto = selbst) gegen Zellen der Gelenkinnenhaut oder auch gegen Muskelzellen. Auch bei Fibromyalgie wurden bereits einige Autoantikörper entdeckt, die im Nerven- und Hormonsystem Schaden anrichten können. Solche Antikörper treten immerhin bei

70% der Patienten auf. Sie richten sich gegen den Botenstoff Serotonin, gegen so genannte Ganglioside und Phospholipide (Bausteine der Nervenzellmembran). Allerdings ergaben sich noch keine Hinweise darauf, dass das Immunsystem bei der Krankheitsentstehung ursächlich an vorderer Stelle steht.

Psychische und soziale Aspekte

Da im Zusammenhang mit einer Fibromyalgie psychische oder soziale Auffälligkeiten eintreten können, machen sich einige Mitmenschen nicht die Mühe, auch hier Ursache und Wirkung auseinander zu halten. Psychische Störungen können, müssen aber nicht zu den primären Ursachen einer Fibromyalgie gehören; die Psyche ist mit dieser Diagnose dennoch auf verschiedene Art verflochten.

So können seelische Belastungen dazu beitragen, das Auftreten der Fibromyalgie auszulösen (zu triggern), ebenso wie ein körperlicher Stressor (z.B. Infekt oder Trauma). Da Schmerzen immer auf die Psyche rückwirken, kann ein Teufelskreis entstehen, indem die Schmerzen die Psyche belasten, diese wiederum die Schmerzen verstärkt usw.

Einige Studien belegten, dass sich unter Fibromyalgie-Patienten häufiger als bei Gesunden Menschen befinden, die Missbrauchs-, Kränkungs- und Verlusterlebnisse durchmachten. Derartige Erlebnisse führen nicht selten zu einem so genannten posttraumatischen Stresszustand, einer Angststörung, die noch Jahre nach einem traumatischen Ereignis bestehen kann. Ein länger anhaltender posttraumatischer Stress führt zu Veränderungen im Gehirn, vermutlich aufgrund einer verstärkten Einwirkung von Stresshormonen, und zeigt sich (wie auch die Fibromyalgie) in Schlafstörungen, Konzentrationsstörungen, deutlich verstärkter Schreckreaktion auf unerwarteten Lärm, aber auch in Stimmungsschwankungen, Hoffnungslosigkeit und Reizbarkeit. Eine solche Störung muss nicht, kann aber im Hintergrund einer Fibromyalgie bestehen; nach ihr sollte auf jeden Fall gesucht werden.

Ob Folge der Symptome oder Ursache: Etliche Fibromyalgie-Patienten haben einige Charaktereigenschaften gemeinsam. Sehr treffend formuliert dies eine Patientin aus eigener Erfahrung.

Wir Fibromyalgie-Patienten sind lernfähig!

In einem Gespräch unter Betroffenen schnappte ich die Bemerkung auf, Fibromyalgie-Patienten seien »hartnäckige Patienten«, die besonders nachdrücklich und dauerhaft nach einer medikamentösen Lösung ihrer Probleme verlangen, ohne selbst etwas an ihrer Situation zu ändern. Zunächst war ich betroffen über diese Behauptung und ärgerte mich vor allem über die Ärzte der Vergangenheit, die sich über unsere Erkrankung und die Betroffenen wahrscheinlich lustig gemacht hatten.
Dann kam es noch dicker: In einem Artikel zum Thema Fibromyalgie las ich den Begriff »Krampfhenne«, mit dem früher Ärzte manchmal Fibromyalgie-Patientinnen beschrieben. Ich fühlte mich herausgefordert und begann, mich mit den Aussagen auseinander zu setzen. Dabei fiel mir auf, dass sich das Wort Krampfhenne aus »Krampf«, also einer schmerzhaft verspannten Muskulatur, und dem Wort »Henne« zusammensetzt. Eine Henne: Sie pickt und scharrt unablässig, legt regelmäßig ein Ei, umsorgt gluckenhaft ihre Brut, beschützt und verteidigt sie, wärmt zuletzt auch noch dem Bauern das Bett und stopft ihm als Suppenhuhn den Bauch. Was will ich damit sagen?
In den mir bekannten Lebensläufen von Fibromyalgie-Patienten, seien es Mütter oder Berufstätige, fällt mir besonders auf, dass sie sehr nach außen orientiert sind oder es lange waren und sich selbst weit hinten anstellen. Bestimmte Verhaltensweisen, wie sich besonders anzustrengen, sich zu sorgen, sich Gedanken zu machen, für andere mitzudenken, fleißig zu sein, nicht mit sich zufrieden zu sein, es einerseits besser machen zu wollen und andererseits nicht abschalten, nicht entspannen und nicht loslassen zu können, sind uns doch nicht fremd.
Es liegt mir fern, eine Bewertung abzugeben. Ich frage mich jedoch, ob dieses Verhalten, stark auf Familie, Freunde, Arbeitsstelle, Job, Verein oder einfach die »Anderen« orientiert zu sein, uns daran hindert, das Potenzial an Heilkräften, über die wir alle verfügen, optimal zu nutzen. Es scheint uns sehr schwer zu fallen, täglich, regelmäßig und vor allem zuerst an uns selbst zu denken.
Es gibt genügend Beispiele aus meinem eigenen Leben: Wenn der Chef mir eine neue Aufgabe zuweist, bin ich meistens schneller fertig, als er es von mir erwartet. Wenn er mich in der Mittagspause stört, brummle ich zwar innerlich, aber ich stehe auf und unterbreche meine Pause. Wenn ich müde bin, finde ich bestimmt eine Pflicht, die noch erledigt werden muss. Wenn ich eine Einladung gebe, ist das Essen nie gut

genug. Wenn ich entspannen will, fällt mir ein, dass ich noch die Abrechnung machen muss, und wenn mein Mann nach Hause kommt, lasse ich mich meist von seinen Sachen ablenken.
Es ist schon schlimm, dass es keinen Knopf gibt, mit dem wir die Krankheit rückgängig machen können. Ich verstehe die Sehnsucht nach dem Arzt, der die Heilung anbietet und nach dem Medikament, das uns zu »normalen« Menschen macht. Aber sind nicht letztlich unsere Schmerzen ein permanenter Hinweis unseres Körpers an uns, endlich die Dinge in die Hand zu nehmen und aktiv zu werden? Wie viel Zeit am Tag nehmen wir uns, um uns zu überlegen und umzusetzen, was uns Erleichterung verschafft? Wie oft hören wir überhaupt auf unseren Körper und unsere Seele? Können wir unsere Bedürfnisse überhaupt wahrnehmen?
Wir werden nicht umhinkommen, eine Umorientierung in unserer Lebensführung und im Umgang mit uns selbst vorzunehmen, wenn wir mehr Freude am Leben haben wollen.
Und übrigens: Veränderung kann ja auch Spaß machen. In diesem Sinne also: Bleiben Sie dran!
Cornelia F.

Veränderungen auf muskulärer Ebene

Einige Befunde sprechen dafür, dass nicht nur die Schmerzverarbeitung eine Rolle spielt, sondern auch die Muskeln von Veränderungen betroffen sind. So fanden sich biochemische Auffälligkeiten, strukturelle Abweichungen vom Gesunden und auch funktionelle Veränderungen.

In einer Studie wurde ein verminderter Spiegel an Phosphokreatin und Adenosintriphosphat (ATP) gefunden. Diese muskeleigenen Substanzen regulieren die Energieübertragung und vermitteln das Kontrahieren und Entspannen der einzelnen Muskelfasern. Bei erniedrigten ATP-Spiegeln kann Kalzium nicht in die Zellen zurückströmen, sodass der Muskel kontrahiert bleibt. Wie bei allen anderen Beobachtungen bleibt auch hier die Frage, was Ursache und Wirkung ist. Die festgestellten biochemischen Änderungen auf Ebene der Muskelfasern könnten lokal entstehen, könnten aber auch das Ergebnis von Signalen sein, die zentral die Muskelzellen erreichen.

Eine mögliche Erklärung für biochemische Änderungen kann aber auch ein weiteres Forschungsergebnis liefern: Bei etlichen Fibromyalgie-Patienten wurden verdickte Haargefäße im Muskel beobachtet. Die Haargefäße (Kapillaren) sind die kleinsten Blutgefäße. Sind sie verdickt, geht das auf Kosten ihres inneren Querschnitts und damit auf Kosten der Durchblutung. Eine verminderte Sauerstoffversorgung wiederum könnte die veränderten Spiegel der Phosphate auslösen.

Schmerz selbst könnte ein weiterer Auslöser sein, denn Schmerz ist nicht nur ein Wahrnehmungsphänomen, sondern geht immer auch mit biochemischen Änderungen einher, so beispielsweise mit Übersäuerung und mit veränderten Botenstoffkonzentrationen.

Alles unter einem Hut: Die Serotonin-Hypothese

Die völlig unterschiedlichen Symptome der Fibromyalgie lassen sich am ehesten durch ein Konzept erklären, das von einer Störung der neuroendokrino-immunologischen Regelung des Organismus ausgeht. »Neuro-« betrifft das Nervensystem, das nicht abgeschottet von anderen Regelkreisen vor sich hin existiert, sondern vor allem im Hypothalamus, einer zentralen Gehirnregion, eng mit dem Hormonsystem (»endokrino-») verwoben ist. Die Hormone wiederum sind mit dem Abwehrsystem verflochten (»immuno-«).

Soweit ist die Hypothese immer noch etwas nebelhaft, aber die verschiedenen Leitsymptome Schmerzen, Müdigkeit bzw. Schlafstörungen, Depressionen lassen sich alle auf eine Störung in diesem Netzwerk an Regelkreisen zurückführen. Hier wiederum ist es ein Botenstoff, für den die Symptomatologie spricht: das Serotonin. Folgende Argumente trugen Berg und Klein für die Serotonin-Hypothese zusammen:

- Eine verminderte Serotoninproduktion führt zu Veränderungen in der Tiefschlafphase.
- Bei vermindertem Serotoninspiegel ist die Schmerzwahrnehmung erhöht, die durch die Substanz P vermittelt wird.
- Rezeptoren für Serotonin, also Schalter an den Zelloberflächen, die durch ein Serotonin-Signal eingeschaltet werden können, sind nicht nur im Gehirn vorhanden, sondern beispielsweise auch im Darm, in Blutgefäßen, glatter Muskulatur und der Gebärmutter – das erklärt die breite Streuung der Symptome.
- Ausreichende Serotoninkonzentrationen sind für die Funktion bestimmter Abwehrzellen wie der natürlichen Killerzellen wichtig, sodass auch die Veränderungen im Immunsystem durch die Serotonin-Hypothese gestützt werden.

- Antikörper gegen Serotonin wurden bei etlichen Fibromyalgie-Patienten gefunden. Sie markieren das Serotonin für das Immunsystem als zu beseitigenden Abfall und senken somit den verfügbaren Serotoninspiegel.
- Blutplättchen bei Fibromyalgie-Patienten trugen in einer Untersuchung vermehrt Serotonin-Rezeptoren. Bildet eine Struktur vermehrt Rezeptoren, so ist das in der Regel eine Ausgleichsreaktion auf ein zu geringes Angebot am betreffenden Signalstoff. Durch vermehrte Expression der Rezeptoren soll die Ausbeute des Signalstoffes erhöht werden. Auch dieser Befund spricht also dafür, dass der Serotoninspiegel insgesamt erniedrigt ist.
- Einige Patienten wiesen eine verminderte Konzentration an Serotonin im Blutplasma und im Urin auf.
- Der Noradrenalinspiegel im Urin dagegen war bei einigen Patienten erhöht, ein Hinweis auf eine Funktionsstörung im neuroendokrinologischen Regelkreis.

Nach wie vor muss man allerdings immer noch von einer Serotonin-Hypothese sprechen, da die Zusammenhänge noch keineswegs klar sind. Auch hier weiß niemand, was die Ursache und was die Folge ist: An welcher Stelle steht das Serotonin-Ungleichgewicht? Immerhin führten diese Überlegungen zu einer Behandlungsstrategie: der Anwendung eines Serotonin-Wiederaufnahmehemmers. Der Serotoningehalt selbst wird durch diesen Hemmer zwar nicht erhöht, aber weil einmal ausgeschüttetes Serotonin länger in dem Spalt zwischen der Zelle bleibt, die es ausgeschüttet hat, und der Zelle, die einen Serotoninrezeptor besitzt, kann dieselbe Menge an Serotonin verstärkt wirken. Bei vielen, aber nicht allen Patienten hilft diese Medikamentengruppe.

Serotonin-Wiederaufnahmehemmer

Diese Medikamente wirken als Antidepressiva, denn der Serotoninspiegel ist auch bei Depression vermindert. Das bedeutet nun nicht, dass Fibromyalgie »doch nur rein psychisch ist«, sondern es bedeutet, dass ein Nervenbotenstoff bei beiden Krankheiten, der Fibromyalgie und der Depression, aus welchen Gründen auch immer, in bestimmten Gehirnbereichen in Konzentrationen auftritt, die von denen bei Gesunden abweichen.

Störungen der HHN-Achse

Neben dem Botenstoff Serotonin spielt bei der Fibromyalgie auch die hormonelle Steuerung der Stressreaktionen eine Rolle. Sie besteht aus verschiedenen Ebenen. Die »Chefetage« liegt im Gehirn, dem Hypothalamus. Hier werden Nervensignale und Hormonsystem miteinander verkoppelt.

Im Hypothalamus läuft auch die Sinneswahrnehmung durch, was das folgende Beispiel zeigt: Ich sehe, dass ein Stier mit gesenkten Hörnern auf mich zurast. Dieser Sinneseindruck wird bewertet: Die Situation ist höchst gefährlich, also flüchten. Diese Bewertung muss nun zu körperlichen Reaktionen führen: z.B. Blutdruck steigern, damit für die Flucht Muskeln und Herz optimal durchblutet werden.

Der Hypothalamus sendet hormonelle Botenstoffe an die Hirnanhangdrüse (Hypophyse), die wiederum einen Boten an die Nebenniere losschickt, die Hormone über das Blut freisetzt, sodass nun diese Befehlsträger an sämtliche Organe ausgesandt werden und dort Reaktionen hervorrufen. Diese Reaktionskette erhielt den Namen HHN-Achse (Hypothalamus – Hypophyse – Nebenniere).

Bei Fibromyalgie konnten Unregelmäßigkeiten in dieser Hormonachse aufgedeckt werden. Das lässt sich anhand von Hormonspiegelbestimmungen ermitteln. Vor allem die üblichen Schwankungen über den Tag, die die »biologische Uhr« regeln, waren im Vergleich zu Gesunden verändert, denn die Ausschüttung des Stresshormons Cortisol war über den gesamten Tag erniedrigt, am Abend jedoch erhöht. Für die Anwendung dieser Erkenntnisse in einer Behandlung ist es allerdings noch zu früh.

Gestörte Schmerzverarbeitung

Bei allen diesen grundlegenden Ursachen ist allerdings noch nicht geklärt, warum überhaupt Schmerzen auftreten. So viel ist klar, dass die schmerzenden Muskeln selbst praktisch nicht verändert sind. Zwar stellen sich funktionelle Störungen ein, wenn Muskeln schmerzen, sich verspannen und damit ihre eigene Durchblutung verschlechtern, aber im Gewebe lassen sich keine Entzündungen oder andere gravierende Reaktionen nachweisen.

Die Schmerzen beruhen auf einer beeinträchtigten Schmerzverarbeitung. Schmerz als subjektive Empfindung lässt sich viel schlechter messen als beispielsweise ein Cholesterinspiegel oder die Herzschlagrate. Dennoch sind mithilfe eines so genannten Dolorimeters (Schmerzmessers) Vergleiche einzelner Individuen untereinander möglich. Ein Gesunder gibt bei einem relativen Druck von 100 einen Schmerz an, Fibromyalgie-Patienten bereits bei einem relativen Druck von 50. Auch gegenüber Hitze- und Kältereizen ist diese Überempfindlichkeit nachzuvollziehen.

Ein weiteres Phänomen: Mit einer Nervenstimulation durch die Haut (TNS, transkutane Nervenstimulation) lassen sich zahlreiche Schmerzarten verringern. Der TNS-Reiz lenkt gewissermaßen die Schmerzsignale ab, sodass sie von der eigentlichen Schmerzquelle im Gehirn nicht mehr wahrgenommen werden. Bei Fibromyalgie-Patienten dagegen verstärken sich die Schmerzen vielfach, obwohl das Gewebe, von dem die Schmerzen ausgehen, nicht geschädigt ist (sekundäre Hyperalgesie).

Diese veränderte Schmerzwahrnehmung kann auf einer Störung in den Schmerzsensoren selbst oder in der Weiterverarbeitung liegen. Dass Letzteres der Fall ist, lässt sich durch kernspintomografische Untersuchungen des Gehirns sichtbar machen. Diese Methode weist Bezirke mit einer stärkeren Erregung nach. Sie sind bei Fibromyalgie in beiden Hirnhälften und vergrößert gegenüber Gesunden erkennbar.

Das Gehirn und die schmerzende Peripherie sind nicht durch eine Einbahnstraße, sondern in beide Richtungen miteinander verbunden. Dass vor allem die Straße aus dem Gehirn in Richtung Peripherie bei der Fibromyalgie beeinflusst ist, zeigt sich am Vergleich der Schmerzsensibilität bei angespanntem und entspanntem Muskel. Bei Gesunden steigt die Schmerztoleranz, wenn der Muskel angespannt ist. Bei Fibromyalgie wird die Schmerzschwelle bei angespanntem Muskel gesenkt, er wird also empfindlicher. Das deutet darauf hin, dass die so genannte absteigende Schmerzhemmung nicht ordnungsgemäß funktioniert.

Zusammenfassend lässt sich zu den Auslösern und Ursachen sagen, dass hier noch sehr breiter Forschungsbedarf besteht, dass aber die bisherigen Erkenntnisse schon einiges zu einer zielgerichteten Behandlung beigetragen haben.

Wer ist betroffen?

Kommen mehrere Risikofaktoren zusammen, erhöht sich die Wahrscheinlichkeit, an einer Fibromyalgie zu erkranken. Diese Faktoren sind in erster Linie weibliches Geschlecht, Auftreten der Fibromyalgie bei anderen Familienmitgliedern und eine erhöhte Anfälligkeit gegenüber Stressoren unterschiedlicher Art.

Frauen erkranken deutlich häufiger an Fibromyalgie als Männer (Verhältnis 7:1 bis 8:1) und darüber hinaus meist auch deutlich schwerer.

Im Durchschnitt tritt das Krankheitsbild im Alter zwischen 20 und 60 Jahren mit einer deutlichen Häufung um 35 Jahre auf. Allerdings berichtet eine Studie auch über eine stetig ansteigende Häufigkeit über die Jahre mit einer Gesamthäufigkeit von über 7 Prozent bei Menschen zwischen 60 und 79 Jahren.

Im Zunehmen scheint die so genannte juvenile primäre Fibromyalgie zu sein, die bereits bei Kindern auftritt. So wurden bei Schulkindern (ausschließlich Mädchen) in 1,2 Prozent die Anzeichen einer Fibromyalgie erhoben. Sie scheint typischerweise mit der Pubertät, also im Alter von etwa 13 Jahren, einzusetzen und wird meistens bei 15-Jährigen diagnostiziert. Die Symptome gleichen denen der Erwachsenen, wobei die Prognose allerdings bei Jugendlichen besser zu sein scheint.

Die Häufung der Fibromyalgie in einzelnen Familien wird überwiegend einer erblichen Komponente zugeschrieben. Dennoch ist es noch nicht völlig klar, ob auch Verhaltens- oder andere psychologische Faktoren eine Rolle spielen. Eine Untersuchung fand bei 28 Prozent aller Kinder von Müttern mit Fibromyalgie ebenfalls die Symptome, und die psychologischen Faktoren der Kinder mit und ohne Fibromyalgie unterschieden sich nicht. In einer anderen Studie wurden bei 66 Prozent aller Kinder von Eltern mit Fibromyalgie Anzeichen einer chronischen Schmerzerkrankung aufgedeckt, die bei 10 Prozent einer Fibromyalgie zugeordnet werden konnten. Hier fanden die Untersucher zu ihrer Überraschung eine Häufung von Fibromyalgie in intakten Familien häufiger als in ungeordneteren Familienverhältnissen.

Die Diagnose

So wichtig eine frühe Diagnose ist, um auch eine frühe Behandlung einleiten zu können, so schwierig ist es aber auch, die Fibromyalgie dingfest zu machen. Sie ist eine so genannte Ausschlussdiagnose. Das bedeutet: Es gibt keine harten diagnostischen Befunde, die exakt nur der Fibromyalgie entsprechen. Ganz im Gegenteil spricht für die Diagnose, wenn zwar Schmerzen und andere Beschwerden festzuhalten sind, aber die übrigen Befunde wie bildgebende Verfahren und Laborwerte im Normbereich liegen.

Die Beschwerden können auch auf andere Krankheiten zurückgehen, die zunächst ausgeschlossen werden müssen. Erst wenn sie wieder durch weitere Befunde unwahrscheinlich sind, steht die Diagnose Fibromyalgie fest, wenn die sonstigen Kriterien hierzu stimmen. Darüber hinaus steht bei der sekundären Fibromyalgie eine andere Grundkrankheit oder Störung im Vordergrund, die dann wieder die Fibromyalgie ausgelöst hat, und die es aufzudecken gilt.

Der Gesamtbefund, der auf eine Fibromyalgie hindeutet, lautet:

- Beginn zunächst vielfach mit Schmerzen in der Lenden- oder Halswirbelsäule (LWS- oder HWS-Syndrom)
- Ausgedehnte Muskelschmerzen, teils großflächig, teils eher umschriebene Schmerzen in der Lendenwirbel- und Schulter-Hals-Region, an Sehnenansätzen, gelenknah an Hand- und Fußgelenken, teils mit Schwellungsgefühl, Schmerzen am Rippenbogen
- Muskelverspannungen mit ziehenden, reißenden, muskelkaterähnlichen Schmerzen (»Ich fühle mich, als habe mich ein Traktor überfahren«)
- Starke Druckschmerzen an den »tender points« (Abb. 1)
- Die »tender points« selbst sind weder überwärmt noch gerötet oder geschwollen.
- Zusätzliche Symptome: Schlafstörungen, Leistungsabfall, Konzentrationsschwäche, Müdigkeit, kalte Hände und Füße, Weißwerden der Finger, Kopfschmerzen oder Migräne, Depressionen, Herzjagen oder -stolpern, Reizhusten, Periodenbeschwerden, Reizblase, Raynaud-

Symptomatik, trockene Schleimhäute, Allergien/Unverträglichkeitsreaktionen
- Erstes Auftreten häufig in belastenden Situationen wie Trennung oder Scheidung, Tod der Mutter, Eintritt in die Wechseljahre
- Beschwerden häufig auch abhängig von äußeren Faktoren wie Wetterumschlag, Kälte, Nässe, Stress. Besserung oft durch Wärme, z.B. im Urlaub

Die rheumatologischen Diagnosekriterien für eine Fibromyalgie lauten:

Muskelschmerzen der Arme und Beine sowie der rechten und linken Körperhälfte, der Wirbelsäule und des vorderen Brustkorbes für mindestens 3 Monate, wobei mindestens 11 der 18 so genannten »tender points« bei Abtasten schmerzhaft sind.

Für die Diagnose ist an erster Stelle eine ausführliche Befragung des Patienten wichtig, weil sie bereits entscheidende Hinweise liefert. Der Arzt wird Sie zu folgenden Punkten eingehend befragen:

- Wo, wie und wann empfinden Sie die Schmerzen, was bessert sie, was verschlechtert sie?
- Treten weitere Beschwerden auf?
- Waren Sie bereits einmal ernster krank, wurden Sie operiert (z.B. Bandscheiben, Tennisellenbogen, Karpaltunnel, Schilddrüse, Gebärmutter, Ausschabung)? Liegt eine Infektionskrankheit noch nicht allzu lange zurück?
- Traten ähnliche Beschwerden in Ihrer Familie bereits auf, z.B. bei Mutter, Tochter, Schwester?
- Wie ist Ihre soziale Situation (beruflich, familiäre und partnerschaftliche Beziehungen)? Geht der Beruf mit einseitigen körperlichen Belastungen einher?
- Wie sind Appetit, Schlaf, Sexualfunktion, Gewichtsverlauf?
- Nehmen Sie Medikamente – rezeptpflichtige, frei erhältliche, Nahrungsergänzungsmittel, und wenn ja, welche, in welcher Dosis, seit wann?
- Wie viel Alkohol konsumieren Sie, nehmen oder nahmen Sie Drogen?

Die körperliche Untersuchung gibt mit Ausnahme des Abtastens der tender points wenige Hinweise, ist aber unbedingt wichtig, um andere Krankheiten gegebenenfalls auszuschließen. Der Arzt beurteilt Gangbild und Haltung, die Gelenkbeweglichkeit und -schmerzhaftigkeit. Bestimmte Fehlhaltungen wie die so genannte sterno-symphysale Belastungshaltung können das Auftreten zahlreicher Verspannungen begünstigen. Die körperliche Untersuchung gibt weiter Hinweise auf Entzündungen, so genannte vegetative Zeichen wie vermehrtes Schwitzen, verstärkte Gefäßreaktion auf eine mit dem Fingernagelrücken auf die Haut gezeichnete Linie (Dermographismus) usw.

Blut- oder andere Laboruntersuchungen sowie bildgebende Untersuchungen wie Röntgen führen bei Fibromyalgie meist nicht weiter. Die beispielsweise im Zusammenhang mit Studien erhobenen Befunde wie veränderte Botenstoffspiegel (Tabelle 2) sind nicht beweiskräftig und ohne Konsequenz. Das heißt: Es kann z.B. eine Fibromyalgie vorliegen, aber der Serotoninspiegel im Blut ist nicht erniedrigt. Oder der Serotoninspiegel ist erhöht, aber es liegt keine Fibromyalgie vor. Deshalb macht es keinen Sinn, daraufhin zu untersuchen.

Tab. 2: Bei Fibromyalgie-Patienten beobachtete veränderte Laborbefunde (ohne diagnostische Konsequenz)

Erniedrigte Werte	Erhöhte Werte
Serotonin	Prolaktin
Calcitonin	Substanz P
L-Tryptophan	Antikörper gegen Serotonin, Ganglioside und Phospholipide
Somatomedin	
Prostaglandin E_2	
Lysin, Threonin, Carnitin	

Zum Ausschluss anderer Krankheiten nimmt der Arzt, je nach körperlichem Untersuchungsbefund und daraus folgendem Verdacht, diese Untersuchungen vor:

- Entzündungszeichen im Blut (Blutsenkung, C-reaktives Protein), Rheumafaktor: Hinweis auf echtes Gelenkrheuma und andere rheumatisch-entzündliche Krankheiten
- Kreatinphosphokinase, alkalische Phosphatase als Muskel-Enzyme (für Hinweis auf Muskelkrankheiten)
- Kalzium, Phosphat, Natrium und Kalium u.a. zum Ausschluss einer hormonell bedingten Knochenstoffwechselstörung

- Antikörper im Blut zum Ausschluss von Immunkrankheiten, die sich auf die Gelenke auswirken
- Schilddrüsenhormone zum Ausschluss einer Schilddrüsenüber- oder -unterfunktion
- Röntgenuntersuchung der Wirbelsäule, eventuell Knochendichtemessung, zum Ausschluss eines Knochenschwundes (Osteoporose), einer Geschwulst oder einer Tochterabsiedelung (Metastase)
- Skelett-Szintigrafie zum Ausschluss einer Knochenentzündung oder eines Tumors
- Entnahme von Gehirnwasser (Liquorpunktion) zum Ausschluss einer Entzündung oder Immunreaktion im zentralen Nervensystem
- Psychiatrische Untersuchung zum Ausschluss einer Depression, die sich durch Schmerzen zu erkennen gibt (so genannte somatisierte Depression; sie ist *nicht* mit einer Fibromyalgie gleichzusetzen!)
- Erfassen der Schmerzstärke durch eine so genannte visuelle Analogskala. Einordnen des Schmerzes in eine Skala von 0 (kein Schmerz) bis 10 (maximal vorstellbarer Schmerz)
- Erfassen der Schmerzstärke durch so genannte Druckdolorimetrie (Druckschmerzmessung mit definiertem Druck von 3-4 kp) zur Verlaufsbeurteilung (Ansprechen der Therapie), nicht aber zur Diagnostik im engeren Sinne
- Evtl. Hauttemperaturmessung an den tender points (Temperatur um 0,5–1,2 °C gegenüber der Umgebung erniedrigt)

Bei den Begründungen zu den einzelnen diagnostischen Schritten klang bereits an, welche anderen Krankheiten gegenüber der Fibromyalgie abgegrenzt werden müssen:

- rheumatoide Arthritis und andere Gelenk- und Gefäßentzündungen wie Spondylarthritis, Polymyalgia rheumatica
- entzündliche Gelenkkrankheiten (bakteriell, viral, Lyme-Borreliose u.a.), reaktive und andere Gelenkentzündungen bei verschiedenen Krankheiten wie Morbus Crohn, Morbus Reiter, Leberentzündungen, Schuppenflechte
- Kollagenosen (Krankheiten des Bindegewebes)
- Schilddrüsenüber- und -unterfunktion
- Multiple Sklerose (durch Kernspintomografie von der Fibromyalgie abgrenzbar)
- Osteoporose (Knochenschwund – ebenfalls mit Schmerzen einhergehend)

- gut- und bösartige Neubildungen (Tumoren)
- somatisierte Depression bzw. somatoformes Schmerzsyndrom
- chronisches Müdigkeitssyndrom (CMS oder CFS = chronic fatigue syndrome)

Die Diagnostik wird möglicherweise zutage fördern, dass ein Patient an mehreren Krankheitsbildern leidet, beispielsweise an Fibromyalgie und Osteoporose. Beim chronischen Müdigkeitssyndrom (CMS) wird ein Überlappen mit der Fibromyalgie bei fast drei Vierteln der Betroffenen beobachtet. Auch das CMS ist durch ein breites Beschwerdespektrum gekennzeichnet, sodass die Diagnose ebenfalls nicht leicht ist. Voraussetzung für diese Diagnose ist eine ständig oder immer wieder auftretende Müdigkeit, die sich durch Bettruhe nicht bessern lässt und die Alltagsaktivitäten um mindestens die Hälfte des Gewohnten einschränkt. Dazu müssen Nebenkriterien kommen, die mindestens seit einem halben Jahr bestehen, wie Temperaturerhöhung oder Schüttelfrost, Halsschmerzen, schmerzhafte Lymphknoten, Muskelschwäche und -schmerzen, verlängerte Müdigkeit nach körperlicher Aktivität, Kopfschmerzen, wandernde Gelenkschmerzen, Konzentrationsschwäche, Verstimmung, Schlafstörungen.

Solange das Krankheitsbild der Fibromyalgie noch wenig bekannt war, gehörte eine umfangreiche Liste mit Befunden zum Betroffenen fast unweigerlich hinzu. Wird jedoch rechtzeitig an die Diagnose Fibromyalgie gedacht, wird der Arzt wesentlich gezielter andere Diagnosen abgrenzen und damit die Zahl der Untersuchungen beschränken können. Welche speziellen Schritte das sein können, hängt ganz von der Krankengeschichte und den körperlichen Befunden ab.

Die Diagnostik sollte aber auch sehr früh alle Faktoren erfassen, die dazu beitragen können, dass sich der Schmerz ausbreitet, zu weiteren Störungen führt und chronisch wird. Es ist zwar noch kaum geklärt, wie die Chronifizierung bei Fibromyalgie zustande kommt. Es ist aber klar, dass eine bereits bestehende Belastung an einer anderen Stelle des Organismus die Regulationsfähigkeiten zusätzlich beansprucht, sodass das Schmerzgeschehen deutlich schlechter eingegrenzt werden kann. Deshalb ist es wichtig, solchen möglichen Störfaktoren auf den Grund zu gehen. Hierbei kann es sich handeln um

- Veränderungen der Wirbelsäule
- einseitige körperliche Belastungen oder Überlastungen, Fehlbelastung, mangelndes körperliches Training

- seelische Dauerbelastungen, Konflikte in Familie, Partnerschaft, Beruf
- geringes Achten auf den Körper oder die Gefühle, Schlafmangel
- Fehlernährung, Übergewicht
- häufige Schmerzen in der Vergangenheit
- Depressionen

Erst wenn auch solche Störfeuer aufgedeckt sind, lassen sie sich therapeutisch angehen. Dann verbessern sich auch die Voraussetzungen des Organismus, um die Schmerzen der Fibromyalgie besser bewältigen zu können.

Eine frühe Diagnostik der Fibromyalgie ist auch deshalb wünschenswert, weil jedes Schmerzsyndrom immer weitere Kreise zieht. Stellen Sie sich einen Stein vor, den Sie in einen spiegelglatten See werfen. Er plumpst ins Wasser, und Sie sehen einen Ring: den lokalen Schmerz, begrenzt beispielsweise auf das Kreuz oder den Schulter-Nacken-Bereich. Lässt sich dieser Schmerz nicht ausreichend kontrollieren, fügt sich der nächste Ring an: der Schmerz generalisiert und umfasst nun auch Arme, Brustwirbelsäule, Beine, schließlich wird er zum »Ganzkörperschmerz«.

Derartig ausgedehnte Schmerzen ziehen einen weiteren Kreis nach sich: Störungen der inneren Regulation, also vegetative Störungen wie Magen-Darm-Beschwerden, Schlafstörungen, Kopfschmerzen, Reizblase, Kloßgefühl im Hals.

Schmerzen und weitere Störungen bleiben nicht ohne Folgen, und ein weiterer Kreis schließt sich an: Die Seele und der Geist werden überfordert, wenn sie mit all diesen Beschwerden fertig werden sollen. Konzentrationsstörungen, stetige Müdigkeit, Reizbarkeit, rasche Erschöpfung, Niedergeschlagenheit, Schuldgefühle, Angst gesellen sich hinzu. Dieses Netzwerk an Befindlichkeitsstörungen wirkt sich aber nicht nur auf den Betroffenen aus, sondern früher oder später auch auf seine Umgebung, woraus sich ein weiterer Kreis ergibt.

Bis auf der Wasseroberfläche, die wir zum Vergleich herangezogen haben, wieder Ruhe einkehrt, dauert es eine Zeit, aber es ist nicht unmöglich. Für den Betroffenen ist es wichtig, dass nicht nur der Arzt eine Diagnose stellt, die der Patient dann als Etikett mit sich herumträgt, sondern dass auch der Betroffene selbst versucht zu analysieren und zu erkennen, an welchem Punkt in diesem gesamten Netzwerk er positiv ansetzen kann, wie das eine das andere bedingt, wo er sich aus den verschiedenen Teufelskreisen in kleinen Schritten befreien kann.

Die Behandlung

Es gibt keine einzelne Behandlungsmethode, die bei Fibromyalgie immer richtig oder immer falsch ist. Je nach den Beschwerden, je nach Verträglichkeit und Behandlungsziel müssen Arzt und Patient gemeinsam herausfinden, was am besten wirkt. Hierzu sind fast immer verschiedene Ansätze gleichzeitig oder auch in Folge notwendig.

Das realistische Behandlungsziel besteht darin, die Symptome deutlich zu erleichtern.

Bei einer chronischen Krankheit wie der Fibromyalgie ist es völlig illusorisch, in kurzer Zeit eine Heilung zu erreichen. Aber selbst auf längere Sicht ist keine wirkliche Heilung möglich. Vergleichen Sie das mit dem Diabetiker. Er wird nach der Diagnose der Krankheit ebenfalls nicht mehr in Torte und Pralinen schwelgen, dennoch aber ein lebenswertes Leben führen können. Bei der Fibromyalgie lautet das Behandlungsziel, die Symptome so in den Griff zu bekommen, dass man sich darin einrichten kann. Das ist ein Prozess, der langen Atem erfordert, und dieser Weg ist oft auch durch Umwege und Rückschläge gekennzeichnet. Wenn Sie das wissen, können Misserfolge sie viel weniger enttäuschen und entmutigen.

Die Behandlung ist nicht ganz einfach, weil die wahren Auslöser der allen Symptomen zugrunde liegenden Ursache nach wie vor nicht bekannt sind. Außerdem sind die Beschwerden so breit gefächert, dass sie kaum mit einem einzigen Behandlungsansatz zu erfassen sind. Dennoch stehen für die verschiedenen Beschwerden zahlreiche Methoden zur Verfügung. Wie bei anderen chronischen Krankheiten ist die Behandlung umso besser, je mehr sie der Betroffene auch in die eigene Hand nimmt.

Beachten Sie

Die Behandlung muss absolut individuell geplant und abgestimmt werden. Was bei einem Patienten hilft, kann beim anderen erfolglos sein. Die Therapie hängt auch davon ab, welche Beeinträchtigung für den Betroffenen im Vordergrund steht. Ausprobieren und Beobachten sind die wichtigste Richtschnur.

Am besten haben sich Behandlungsansätze bewährt, die eine nichtmedikamentöse mit einer medikamentösen Therapie kombinieren.

Hierzu gehören:

- Physikalische Therapie: Behandlung mit Wärme, Kälte, Druck = Massage u.a.
- Steigerung der körperlichen Fitness und Beweglichkeit
- Verbesserung der Alltags-, Schmerz- und Beschwerdenbewältigung durch kognitive Behandlung (siehe Seite 85 ff.)
- symptomgerichtete medikamentöse Behandlung

Medikamente können eingesetzt werden gegen

- die Schmerzen
- die Muskelverspannungen
- die Schlafstörungen einschließlich »restless legs syndrome«
- die Stimmungsveränderungen
- die Müdigkeit
- die weiteren funktionellen Beschwerden, z.B. von Seiten des Magen-Darm-Traktes, der Harnblase usw.

So wirksam etliche der eingesetzten Medikamente sind: Es ist doch allgemeine Erfahrung, dass sie am besten wirken, wenn sie einer von mehreren Bausteinen im Rahmen eines Gesamtbehandlungsplans sind.

Wichtiger Hinweis: Auf den folgenden Seiten erfahren Sie mehr über verschiedene Behandlungsformen. Die Aufzählung ist nicht erschöpfend. Jeder Einzelne macht vielleicht auch noch mit anderen Methoden gute Erfahrungen, die aber anderen Betroffenen wieder nichts bringen. Wir führen hier diejenigen Methoden auf, die auch entsprechend der internationalen Literatur oder aufgrund persönlicher Erfahrungen hilfreich sind.

Physikalische Therapie

Die physikalische Therapie ist die wichtigste Behandlungsart, die bereits von Anfang an eingesetzt werden sollte. Sie unterscheidet aktive und passive Therapieformen. Passiv sind die Kälte- oder Wärmeanwendung und die Massage, aktiv sind Bewegung und gezielte Gymnastik. Sie bilden gemeinsam das Therapiefundament, das aber nur tragfähig wird, wenn es stetig und geduldig angewandt wird.

Die physikalische Therapie umfasst:

- Bewegung
- Gymnastik und Krankengymnastik: Entlastungshaltungen, Dehnung, Kräftigung
- Wärme- und Kälteanwendung
- Massage

Mehr Bewegung

Durch vielfache Studien ist belegt, dass gezielte Bewegung den besten Effekt auf die Fibromyalgie hat, wenn die Patienten sich einem regelmäßigen Bewegungsprogramm unterziehen. Das ist deutlich weniger bequem als eine Medikamenteneinnahme, führt aber spürbar zu einem verbesserten Befinden, vermindert die Schmerzen und die Müdigkeit. Mehr Bewegung führt zu einer vermehrten Ausschüttung von Beta-Endorphin, einem körpereigenen »Schmerzmittel«, das nebenbei auch für bessere Stimmung sorgt. Darüber hinaus ist gezielte Bewegung auch wichtig, um schmerzbedingte Schrumpfungen der Muskeln zu verhindern.

Anfangs muss jedoch eine recht große Hürde genommen werden. Viele Patienten scheuen gerade vor mehr Bewegung zurück, weil sie oft erst einmal die Schmerzen verstärkt. Beißen Sie sich dennoch durch diese anfängliche Schwierigkeit, denn innerhalb einer 30-minütigen Übungsphase steigt der Schmerzpegel zwar erst, aber dann lassen die Schmerzen nach und am Ende liegen sie ganz deutlich unter der Schwelle, die zu Übungsbeginn bestand. Auf längere Sicht reduzieren sich die Schmerzen dann stetig, und das ist ja das Ziel, das jeder Fibromyalgie-Patient erreichen will.

Begehen Sie aber nicht den gleichen Fehler wie viele Gesunde, die sich plötzlich zu mehr Aktivität aufraffen: Fangen Sie in *sehr* kleinen Schritten an. Das ist ein ganz wichtiger Aspekt, um Frustrationen und Verschlechterungen zu vermeiden. Am besten ist ein Punkte-Programm, das dafür sorgt, dass Sie Ihre Übungsaktivitäten nur allmählich und dem Körper angepasst steigern, dass Sie andererseits aber auch Erfolgserlebnisse haben. Sie sollten also beispielsweise nicht gleich mit Jogging beginnen, sondern erst einmal mit zwei oder drei Spaziergängen pro Woche, die Sie dann schrittweise weiter ausdehnen.

Ganz wichtig ist es auch für jeden Patienten zu wissen, dass es immer wieder Rückschläge geben wird. Sie gehören sozusagen unbedingt dazu und lassen sich nicht vermeiden. Wer das akzeptieren kann, der wirft nicht beim ersten Misserfolg die Flinte ins Korn, nach dem Motto: »Seht ihr, das hilft ja doch nichts«. Probieren Sie auch verschiedene Aktivitäten aus, um festzustellen, was Ihnen am meisten zusagt und was Sie in welcher Tagesform schaffen können.

Was können Sie tun?

Empfehlenswerte Aktivitäten, besonders zu Beginn, sind Schwimmen, am besten in Thermal- oder Salzwasser (Sole), und Gehen (Walking). Im Wasser werden durch den Auftrieb die Gelenke und der gesamte Bewegungsapparat entlastet. Testen Sie, ob Sie sich im warmen oder im kühleren Wasser wohler fühlen. Auch Wassergymnastik ist ideal.
Für das Walking sollten Sie sich gut sitzende, feste Schuhe zulegen und Routen aussuchen, die möglichst weichen Untergrund bieten. Absatzlose Schuhe mit dünnen Sohlen und harter Asphalt können den Erfolg beeinträchtigen.
Gelenkschonend ist auch ein Standfahrrad. Sie können sogar während des Übens fernsehen; dann gilt bereits das Argument »zu langweilig« nicht mehr.

Trainingsindex

Als Richtschnur für die Häufigkeit und die Belastung, mit der Sie trainieren, können Sie sich an einen Trainingsindex halten, nach dem Sie sich allmählich steigern. Diese Richtschnur verhindert, dass Sie sich anfangs überlasten und die Lust verlieren, und sie erleichtert Ihnen das allmähliche Steigern des Trainingsumfangs.

In diesen Index gehen drei Faktoren ein:

- die Anzahl der Minuten, die Sie trainieren
- die Anzahl der Trainingseinheiten pro Woche
- die Herzbelastung im Verhältnis zur maximal möglichen Belastung, gemessen als Herzschlag pro Minute (Puls).

Da jeder Mensch unterschiedlich gut trainiert ist, hat es wenig Sinn, jedem gleichlautend zu empfehlen: Rennen Sie x Kilometer in y Minuten. Für den einen wäre das eine Unterforderung, der andere käme womöglich gar nicht ans Ziel, weil ihm schon vorher die Puste ausging. Deshalb nimmt man als individuelle Richtschnur den Puls unter der Belastung.

Beachten Sie

Für Bewegungs-Anfänger sollte der Trainings-Index bei 10–25 beginnen und auf etwa 42 gesteigert werden.

So ermitteln Sie den Trainings-Index:

Um die Herzbelastung herauszufinden, ist etwas Rechnen notwendig. Hier nun ein Beispiel für eine 40-Jährige:

Ziehen Sie zuerst von 220 Ihr Lebensalter ab: 220 – 40 = 180. Das ist die maximale Herzfrequenz pro Minute = 100 Prozent der Herzauslastung.

Nun zählen Sie Ihren Puls unter Belastung (Vorgehen siehe unten). Sie können sich bei der Zielfrequenz an Tabelle 3 orientieren, oder Sie teilen die Übungs-Herzfrequenz durch die maximale Herzfrequenz (Taschenrechner, denn Kopfrechnen verursacht bei den meisten Stress). Bei 90 Schlägen pro Minute haben Sie 50 Prozent der maximalen Herzauslastung erreicht: 90 : 180 = 0,5 = 50 Prozent.

Bei 108 Schlägen pro Minute sind es dann 0,6 bzw. 60 Prozent, bei 126 sind es 0,7 bzw. 70 Prozent. Nehmen Sie sich anfangs 60 Prozent der maximalen Herzfrequenz als Ziel und steigern Sie allmählich auf 70 Prozent. Mehr nicht, denn dann verlassen Sie den erwünschten Ausdauerbereich.

Nun multiplizieren Sie dieses Resultat mit den Minuten, die Sie bei dieser Pulsfrequenz trainiert haben und außerdem mit der Anzahl der Trainingseinheiten. Für die erwähnte 40-Jährige ergibt sich bei einer Pulsfrequenz von 0,6 der maximalen Herzfrequenz bei jeweils 5-minütigem Training 5-mal pro Woche: 0,6 x 5 x 5 = 15. Der Trainingsindex beträgt hier also 15.

Der Zielindex kann beispielsweise so erreicht werden:

0,70 x 20 x 3 = 42. Das bedeutet für die 40-Jährige: dreimal in der Woche ein Training von 20 Minuten bei einer Herzfrequenz von 126.

Tab. 3: Übungsherzfrequenz und Herzauslastung in Prozent in verschiedenen Altersgruppen

Alter	Maximalfrequenz (Schläge pro Minute)	60 Prozent	70 Prozent
20 Jahre	200	120	140
25 Jahre	195	117	137
30 Jahre	190	114	133
35 Jahre	185	111	130
40 Jahre	180	108	126
45 Jahre	175	105	122
50 Jahre	170	102	119
55 Jahre	165	99	115
60 Jahre	160	96	112
65 Jahre	155	93	109

Der Puls wird am besten mit einer Pulsmessuhr gemessen. Hierzu wird ein Pulsaufnehmer über dem Herzbereich befestigt, der Signale an eine Pulsuhr sendet, die Sie am Handgelenk tragen (Sportabteilungen, Kaufhäuser, Versandhäuser). Ansonsten messen Sie den Puls mit zwei Fingern (Abbildung 2) über einen Zeitraum von 15 Sekunden. Das Ergebnis multiplizieren Sie mit vier und erhalten den Puls pro Minute. Es ist normal, dass der Puls beim Ausatmen langsamer wird; deshalb nicht die Luft anhalten!

Beginnen Sie Ihr Training immer mit dem Aufwärmen. Die eigentliche Trainingszeit, bei der Sie Ihren Puls etwas hoch treiben, sollte etwa 5–10 Minuten Vorlaufzeit haben, in der Sie die Muskeln vorsichtig mit Stretching-Übungen dehnen. Am besten schickt Ihr Arzt Sie zu einer Übungsbehandlung, bei der Sie das richtige Stretching lernen. Auch nach der eigentlichen Trainingsphase sollten Sie die Muskeln noch einmal dehnen. Die Zeit für das Stretching geht nicht in den Trainings-Index ein. Hängen Sie sie diese Zeit aber dennoch an das Training an, denn sie hilft Ihnen gegen die Schmerzen und kommt Ihrer Beweglichkeit unbedingt zugute.

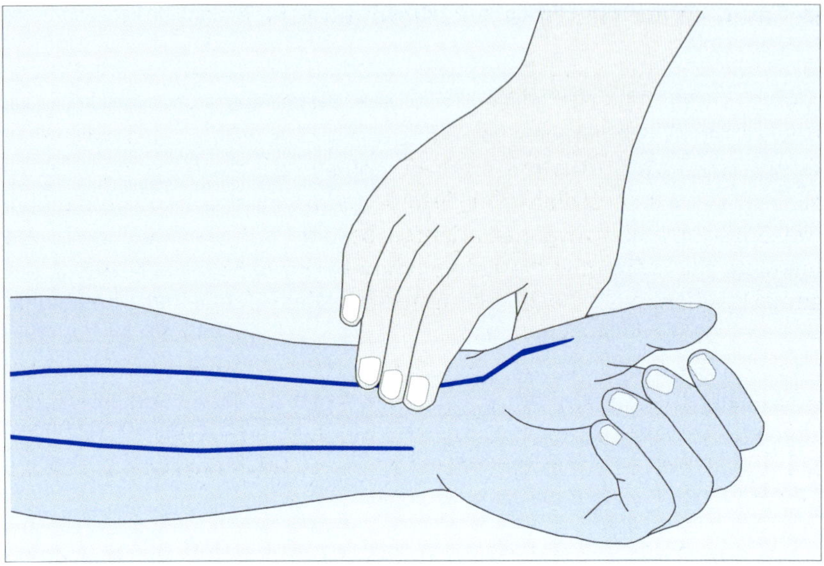

Abb. 2: Pulskontrolle (Quelle: Herbst, Novotny (Hrsg.): Rettungssanitäter, Rettungsassistent. Hippokrates 2000, S. 76)

Nach einiger Zeit bekommen Sie ein Gefühl dafür, wie stark Sie sich belasten sollten. Als Richtschnur können Sie die Bewegung so dosieren, dass Sie zwar einen beschleunigten Herzschlag spüren, sich aber dabei noch unterhalten können. Auf keinen Fall sollen Sie so intensiv trainieren, dass Sie nicht mehr durch die Nase, sondern nur noch durch den Mund atmen können. Ein positiver Nebeneffekt dieses nicht allzu verbissenen Trainings besteht übrigens darin, dass bei dieser Trainingsintensität am besten Fett verbrannt wird. Sie werden schlanker.

Krafttraining

Mit gezieltem Krafttraining lässt sich vor allem Muskelschwäche verbessern. Aber auch hier heißt es unbedingt: In sehr kleinen Schritten starten und in kleinen Schritten steigern. Sie sollten sich die infrage kommenden Übungen auf jeden Fall eingehend zeigen lassen und dann regelmäßig üben.

Dehnungsübungen: Oft als Vorbereitung notwendig

Wenn Sie erst mit mehr Bewegungsaktivitäten beginnen, wenn die Fibromyalgie schon starke Schmerzen verursacht, muss eventuell die Beweglichkeit überhaupt erst sinnvoll hergestellt werden. Dazu sollten Sie Krankengymnastik erhalten, entweder einzeln oder in der Gruppe. Wenn Sie an einer Krankengymnastik-Gruppe teilnehmen, sollte diese idealerweise nur aus Fibromyalgie-Patienten bestehen, denn in einer Gruppe mit Menschen, die an verschiedenen Beschwerden leiden, sind die Bewegungs-Möglichkeiten doch sehr unterschiedlich. In vielfacher Hinsicht sinnvoll ist eine Wassergymnastik. Oft muss der Kräftigung eine Dehnung vorausgehen, möglicherweise auch unter Einsatz des Schlingentisches. Auch Wärmeanwendungen sind hierbei meist recht hilfreich. Ideal ist es, das Bewegungsprogramm mit einer Entspannungsphase abzuschließen, die beispielsweise Phantasiereisen mit beruhigender Musik umfasst.

Wenn Dehnungsübungen aufgrund der Schmerzen noch nicht möglich sind, sollten der aktiven Behandlung passive Behandlungen vorausgehen. Ansonsten können die passiven Behandlungen zur aktiven Therapie kombiniert werden. Aber völlig ohne aktive Behandlung geht es nicht!

Wärme und Kälte

Wärme und Kälte sind ebenso uralte wie unübertroffene Behandlungsprinzipien. Sie gehören unbedingt zur Behandlung der Fibromyalgie-Beschwerden. Auch zur Vorbereitung oder Ergänzung einer aktiven Behandlung sind sie geeignet.

Wärme entspannt, Kälte lindert Schmerzen

Viele Fibromyalgie-Patienten sind besonders wärmebedürftig. Wärme fördert die Durchblutung, lockert die verspannte Muskulatur und entspannt auch seelisch. In verspannten, schmerzenden Muskeln ist die Durchblutung gedrosselt, durch Wärme wird sie wieder gesteigert und saure Stoffwechselprodukte, die sich in der verspannten Muskulatur anhäufen konnten, werden abtransportiert. Das kann zum Beispiel Milchsäure sein, die wie andere Säuren auch die Schmerzempfindung und die Müdigkeit im Muskel verstärkt.

Wärme kann generell punktförmig oder flächig angewandt werden. Bei Fibromyalgie werden viele verschiedene Verfahren angeboten:

- Warme Bäder
- Wickel, heiße Rolle
- Moor- und Fangopackungen
- Sandliege
- Infrarot-Bestrahlung und weitere Bestrahlungen
- Schwitzbäder mit Abkühlung für das Regulationstraining (Sauna, Dampfbad)

Neben aufwändigen Wärmeverfahren stehen solche, die Sie auch zu Hause anwenden können. Auch hier ist Regelmäßigkeit wichtig. Beispiele für die Anwendung zu Hause sind warme Bäder und Wickel oder ein Infrarot-Punktstrahler. Ebenso wird die Infrarot-Wärmekabine für die Eigenanwendung zu Hause angeboten. Ausgesprochen entspannend sind weiterhin Sauna und Dampfbäder, die im Gegensatz zur Infrarot-Bestrahlung Wechselbäder sind, die die körpereigene Regulation trainieren (wichtig z.B. bei Infektanfälligkeit und funktionellen Organstörungen wie Reizmagen, -darm, -blase).

Bei allen Wärmeanwendungen ist es wichtig, das richtige Vorgehen und die Grenzen zu beachten, sonst wirken sie nicht ausreichend oder führen sogar zu Nebenwirkungen.

- Wärmeanwendungen können, wenn sie zu heiß gewählt oder zu lange angewandt werden, den Kreislauf überlasten. Ein Kreislaufkollaps kann die Folge sein, besonders bei Patienten, die ohnehin an labilem Blutdruck leiden. Achten Sie daher bitte auf die Temperatur und die Anwendungsdauer.
- Bei Venenleiden sollten Sie unbedingt Ihren Arzt um Rat fragen. Wärme ohne anschließende Abkühlung kann hier ungünstig sein, weil die Wärme die Venen erweitert. Sitzen Sie dann anschließend relativ bewegungslos, z.B. im Fernsehsessel, so kann das Thrombosen begünstigen.
- Wärme ist sehr angenehm, aber mit Ausnahme eventuell der Sauna und des Dampfbades, die durch Abkühlungsphasen unterbrochen werden, eine passive Methode. Sie ist daher nicht ausschließlich zur Behandlung geeignet.

Wickel, heiße Rolle und Bäder

Für einen Wickel eignen sich schmerzende Stellen an den Extremitäten, die Sie gut umwickeln können, oder ein Leibwickel, der den Stamm vom Hals bis zu den Oberschenkeln einhüllt. Bei Leibkrämpfen oder Reizblase sind Wickel ebenfalls oft wohltuend.

Der Wickel besteht aus drei Schichten: einem inneren Leintuch, das mit warmem Wasser angefeuchtet wird, einem abdeckenden Baumwolltuch und einem wärmekonservierenden Wolltuch.

Für einen Leibwickel brauchen Sie viel Zeit: eine Dreiviertelstunde bis zwei Stunden. Der ursprüngliche, von Kneipp beschriebene Leibwickel verwendet übrigens ein mit kaltem Wasser angefeuchtetes Innentuch. Auf die anfängliche Abkühlung reagiert der Körper mit starker Erwärmung, sodass man nach etwa 5 bis spätestens 10 Minuten heftig zu schwitzen anfängt. Die Durchblutung und Durchwärmung wird durch diesen anfangs kalten Wickel sehr intensiv. Eine entspannende Wirkung tritt aber auch bei einem anfangs warmen Wickel ein.

Für die heiße Rolle benötigen Sie ein Frottee-Handtuch und ein Baumwolltuch (z.B. Geschirrtuch). Sie rollen die beiden Tücher zusammen, erst das Baumwolltuch und darum das Frotteetuch. Bilden Sie eine Art Tüte, sodass Sie in das innere Tuch einen Liter sehr heißes Wasser gießen können. Die dadurch heiß gewordene Rolle legen Sie entlang der Wirbelsäule auf den Rücken.

Eine weitere, sehr intensive Wärmeanwendung, beispielsweise bei Schmerzen im Schulter- oder Lendenwirbelsäulenbereich, ist der heiße Heusack. Dieser mit Heublumen gefüllte Beutel, der fertig in Apotheken erhältlich ist, wird mit heißem Wasser angefeuchtet, in einem Kochtopf gedämpft und dann möglichst heiß auf den schmerzenden Bereich aufgelegt, wobei die Verträglichkeit der Temperatur vorher geprüft werden muss. Auch dieser Heusack bleibt etwa 45 Minuten oder länger liegen.

Ein warmes Bad sollte nicht heißer als 38° bis 39 °C sein. Der Wasserspiegel reicht beim Liegen in der Wanne bis höchstens eineinhalb Handbreit unter dem unteren Halsansatz (Dreiviertelbad). Ein zu heißes, zu lange ausgedehntes Bad kann so stark anregen, dass Sie nicht mehr schlafen können. Da zu viel Wasser das Herz stärker belastet, ist für die Entspannung das Dreiviertelbad empfehlenswert. Entspannende Badezusätze oder ätherische Öle wie Lavendel oder Melisse sind nützlich.

Empfehlenswert sind auch Zusätze, die die Muskeldurchblutung verbessern (Wacholder, Fichtennadel oder andere Nadelholz-Zusätze).

Moor, Fango und Sandliege

Moor und Fango, ein spezieller Schlamm, halten Wärme besonders gleichmäßig, sodass sie sich ebenfalls für die Wärmeanwendung eignen. Sie können für die Eigenanwendung zu Hause eingesetzt werden, sind aber umständlicher anzuwenden und teurer als die anderen Methoden, zumal das Moor die Wanne verfärben kann. Auch die Sandliege (ähnlich einem von der Sonne durchgewärmten Sandstrand) bietet eine gleichmäßige, großflächige Wärmebehandlung.

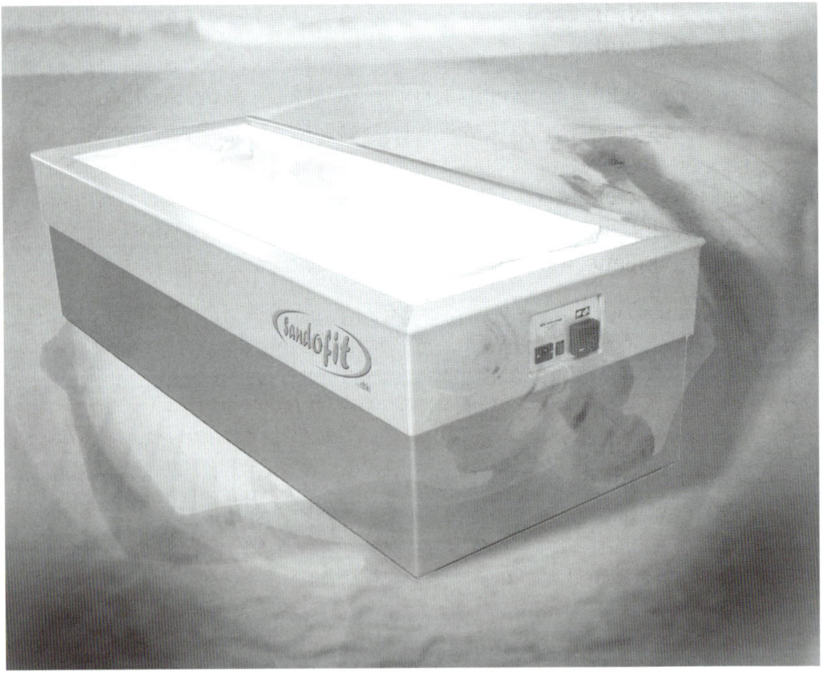

Abb. 3: Sandliege (mit freundlicher Genehmigung der Riblu Holz- und Medizintechnik GmbH)

Sauna und Dampfbäder

Die Wirkung der Schwitzbäder ist erst komplett, wenn zur intensiven Erwärmung eine Abkühlung hinzukommt. Sauna oder Dampfbad erwärmen den Körper sehr intensiv auch von innen. Nach etwa 8 Minuten Saunieren steigt sogar die Körperkerntemperatur etwas an. Die Haut- und Muskeldurchblutung wird sehr stark gesteigert, es tritt eine körperliche und auch eine seelische Entspannung ein.

Auf die Erwärmung folgt eine kurze, aber intensive Abkühlung, zuerst an der Luft, dann mit kaltem Wasser. Dieses Wechselbad trainiert die körpereigenen Regulationsmechanismen, regt den Kreislauf sehr stark an und entspannt sehr wohltuend. Nebenbei werden die Abwehrkräfte gesteigert und die innere Regulation geordnet, die gerade bei Fibromyalgie-Patienten vielfach in Unordnung geraten ist. Aber erst das regelmäßige Saunieren führt zu langfristigen Effekten.

Die Sauna ist eine inzwischen recht gut untersuchte Methode, die auch in vielen Rehabilitationskliniken eingesetzt wird. Ihr Charakteristikum ist eine hohe Lufttemperatur (bis 100 °C) in der Kabine, die deshalb gut vertragen wird, weil die Luft sehr trocken ist. Die Luftfeuchte beträgt unter der Decke, wo die höchste Temperatur herrscht, nur etwa 10 Prozent relative Feuchte.

Das Dampfbad mit niedrigeren Temperaturen, aber höherer Luftfeuchtigkeit (deshalb Dampfbildung!) halten viele für verträglicher, weil die Temperaturen weniger hoch liegen. Allerdings ist die Luftfeuchtigkeit hier höher, sodass im Endeffekt die Kreislaufbelastung vermutlich gleich ist wie in der Sauna. Es ist ein Irrtum, dass man im Dampfbad mehr schwitzt und damit mehr »entschlackt«: Die Feuchtigkeit, die sich rasch auf der Haut bildet, ist Kondensationswasser, das sich auf dem relativ »kühlen« Körper niederschlägt. Auch beim Dampfbad wird die gesamte Wirkung für den Körper erst durch die anschließende Abkühlung erreicht.

Beachten Sie

Da bei Fibromyalgie die Reizempfindlichkeit oft stark erhöht ist, kann die Sauna trotz aller gesundheitlicher Vorteile unter Umständen zu reizintensiv sein. Hier, wie bei allen anderen Methoden heißt es: unter kundiger Anleitung ausprobieren!

Infrarot-Bestrahlung

Infrarotwellen sind ein Bestandteil des natürlichen Lichtes und der Wärmestrahlung. Da Infrarotwellen bestimmter Frequenz einige Zentimeter tief ins Gewebe eindringen, wurden sie bereits seit langem für medizinische Anwendungen in Infrarot-Punktlichtstrahlern eingesetzt, z.B. bei Stirnhöhlenproblemen oder umschriebenen Muskelschmerzen.

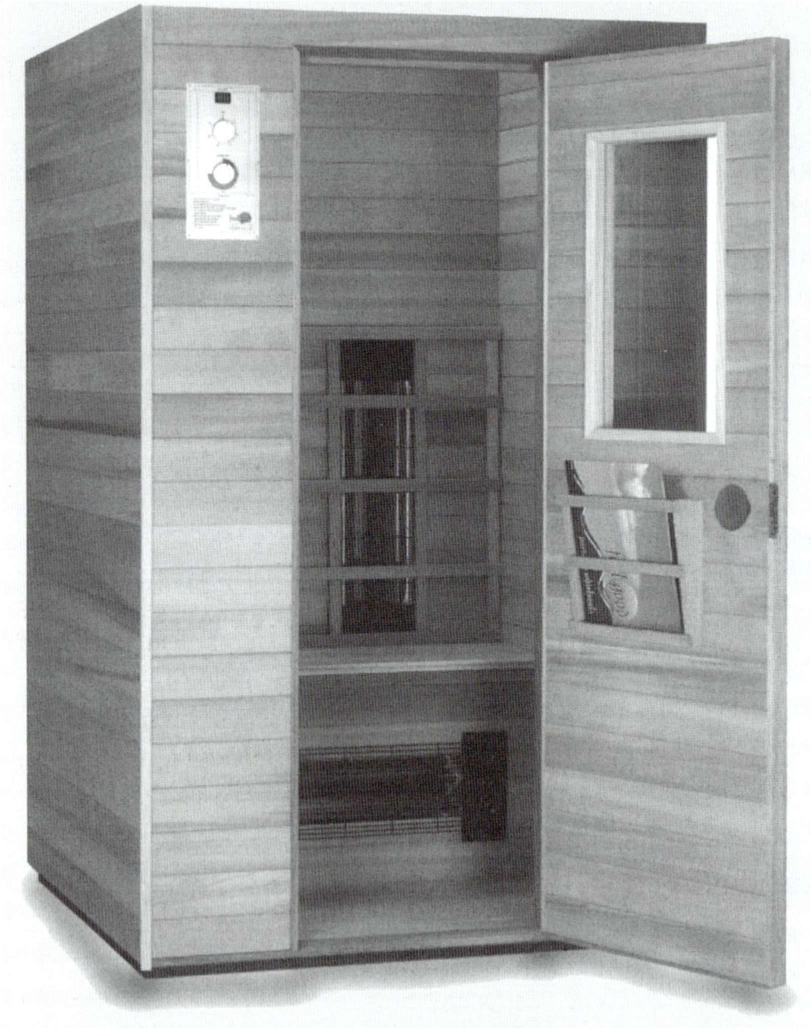

Abb. 4: Infrarot-Kabine (mit freundlicher Genehmigung von Sauna-Medica)

Für eine flächige Anwendung werden heute auch Infrarot-Kabinen angeboten. Hier wird die Strahlung nicht als Wärmestrahlung wie bei der Sauna von sämtlichen Wänden und Liegen reflektiert, sondern sie wird mithilfe von Strahlern auf die Haut gerichtet. Sie bestrahlen entweder von einer Richtung aus, z.B. den Rücken, oder in neueren Kabinen auch von allen Wänden. In der Fibromyalgie-Behandlung haben sich die Kabinen bereits bewährt, da sich durch die flächige Bestrahlung erfahrungsgemäß die Muskulatur gut lockert und die Schmerzen nachlassen. Vergleiche mit der Sauna sind insofern nicht angemessen, als die Sauna aus Erwärmen und Abkühlen besteht, die Infrarot-Bestrahlung aber lediglich erwärmt. Die Laienliteratur zieht dennoch einige Vergleiche, die aber die Sauna nicht korrekt darstellen. Die medizinische Forschung kann bislang noch wenig Fakten zur flächenhaften Infrarot-Wirkung und zur Wirkung speziell bei Fibromyalgie vorlegen; erste Befunde regten aber an, Untersuchungen in die Wege zu leiten. Weil aber die Infrarot-Kabine für die Heimanwendung recht praktikabel ist und regelmäßige Wärmeanwendungen gut tun, kann dieses Verfahren gerechtfertigt sein, wenn sich der Anwender bewusst macht, dass Angaben über die medizinische Wirkung und eventuelle Nebenwirkungen bislang »nur« auf Erfahrung, nicht auf umfangreichem Zahlenmaterial beruhen. Er sollte sich vor allem erkundigen, wie lange die Bestrahlung im Einzelfall sinnvoll ist und welche Ausschlusskriterien er beachten sollte.

Beachten Sie

Keine Wärmeanwendungen bei akuten Infekten, akuten Gelenkentzündungen, Fieber! Vorsicht und Rücksprache mit dem Arzt bei Herz-Kreislauf-Krankheiten und Venenleiden!

Wenn Wärme keine Linderung bringt, ist möglicherweise Kälte die bessere Wahl.

Kältetherapie (Kryotherapie)

Kälte vermindert die Durchblutung und betäubt vor allem Schmerzen, weshalb sie ebenfalls bei Fibromyalgie geeignet sein kann. Eine örtliche Anwendung ist sinnvoll, wenn Schmerzen in einem eng begrenzten Bereich auftreten. Hier bieten sich beispielsweise Eisbeutel, Kältekompressen oder Kaltluft an. Für eine großflächige Anwendung stehen Kältekammern mit Temperaturen von minus 60 bis minus 110 °C zur Verfügung. Der Aufenthalt in diesen arktischen Temperaturen ist verständlicherweise kurz, er beträgt eine bis zwei Minuten. Die Eiskammer darf nur betreten werden, wenn der Körper vorher durchwärmt ist, wofür teilweise die Infrarot-Bestrahlung herangezogen wird. Bei einigen Fibromyalgie-Patienten erweist sich auch ein so genanntes Eisbett (gebrochenes Eis vom Hals bis zu den Oberschenkeln) als wirksam.

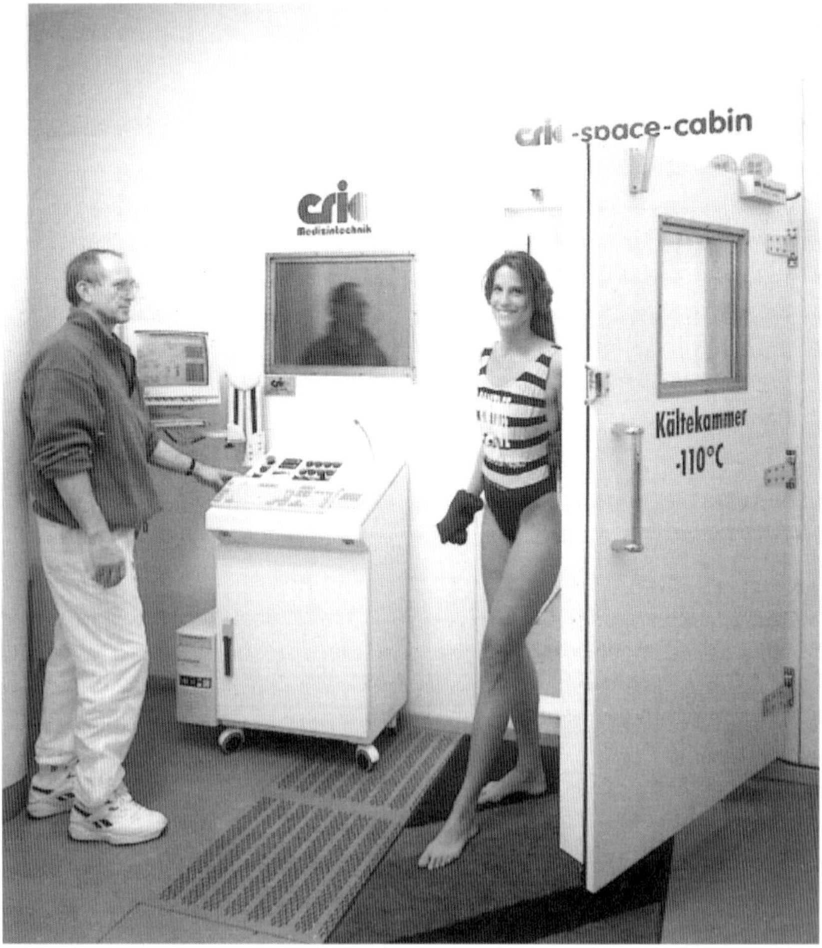

Abb. 5: Kältekammer (mit freundlicher Genehmigung der Crio-Medizintechnik GmbH)

Praktische Tipps

Eisbeutel: Eiswürfel und Eiswasser in einen Beutel füllen und mit untergelegtem Leintuch auf die schmerzenden Stellen auflegen. Erneuern, wenn sich der Beutel erwärmt hat.

Kältekompressen: Fertigpack mit gelartiger Silikatmasse in einer Plastikhülle. Nicht zu kalt (direkt aus der Tiefkühltruhe) auflegen und immer ein Tuch unterlegen! Besonders Knochenvorsprünge (Kniescheibe, Ellenbogen, Schulter) vor Unterkühlung schützen! Für größere Flächen eignen sich auch kalte Wickel mit drei Tuchschichten (siehe warmer Wickel).

Eistauchbad: Teilbad für Hände, Arme und Füße mit einer Temperatur von ca. 5 °C. Dazu werden $^2/_3$ Wasser und $^1/_3$ Eiswürfel in ein entsprechend großes Gefäß gegeben.

Beachten Sie

Wichtig: Keine Kälteanwendung oder nur nach ärztlichem Rat bei Durchblutungsstörungen, z.B. »Raucherbein«, »Schaufensterkrankheit«, Raynaud-Syndrom (Weißwerden der Finger), Herzkrankheiten! Die Kälte könnte die Durchblutung zu stark drosseln. Achten Sie nach einer Kälteanwendung immer darauf, dass Sie sich wieder erwärmen!

Weitere physikalische Therapien

Ähnliche Effekte wie bei der direkten Wärme- oder Kälteanwendung können durch verschiedene weitere physikalische Verfahren erreicht werden. Hierzu gehören beispielsweise die Anwendung von Ultraschall, Gleich- oder Wechselstrom (Erwärmung durch Kurzwelle, Mikrowelle oder Hochvoltverfahren) und von Soft-Laserstrahlen. Eine Studiengruppe konnte für den noch relativ jungen Softlaser belegen, dass die tägliche Laserbestrahlung über zwei Wochen Morgensteifigkeit und Schmerzen deutlich verbessert. Ein weiteres Verfahren aus dem Bereich der Elektrotherapie sind die Stanger-Bäder, bei denen die Wirkung von Wärme, Wasser und Gleichstrom kombiniert wird. Nachteilig bei allen diesen Verfahren ist lediglich, dass sie bis auf die transkutane Nervenstimulation nicht regelmäßig zu Hause angewandt werden können.

Die transkutane elektrische Nervenstimulation, abgekürzt TENS oder TNS, ist im weiteren Sinne ebenfalls ein physikalisches Therapieverfahren. Ihr Prinzip beruht auf einer Überdeckung der Schmerzempfindung durch einen Reiz, sodass nun in der Wahrnehmung der (harmlose) Reiz und nicht mehr der Schmerz im Vordergrund steht. Der Patient spürt durch die elektrische Stimulation nur eine Art Kribbeln.

Die TENS hat sich bei verschiedenen chronischen Schmerzsyndromen bewährt, und zwar immer dort, wo sich ein Schmerz »verselbstständigt« hat und kein sinnvolles Alarmzeichen mehr ist. Trotzdem muss der Fibromyalgie-Betroffene dieses Verfahren für sich ausprobieren, denn teilweise wird der Reiz auch als unangenehm empfunden. Vorteilhaft ist es, dass mit dieser Methode eine Eigenbehandlung zu Hause möglich ist. Voraussetzung dazu ist die genaue Anleitung durch den Arzt, der das Gerät auch verordnen kann.

Zur Behandlung werden die Elektroden des kleinen batteriebetriebenen Gerätes über dem Schmerzort, über Hauptnervenstämmen oder an speziell schmerzhaften Punkten aufgelegt, nachdem der Bereich mit Elektrodengel versehen wurde.

Die applizierte Stromstärke wird ganz allmählich gesteigert, bis der Patient eine Schmerzerleichterung spürt, und dann über 15 Minuten bis zwei Stunden angewendet, auch mehrfach täglich. Der Schmerz lässt nach etwa 15–20 Minuten nach und bleibt bis zu 2 Stunden über das Behandlungsende hinaus fern, wobei diese Dauer auch von der gewählten Reizform abhängt. Wie bei anderen Therapieformen gilt auch für die TENS, dass der Betroffene die Methode für sich ausprobieren und auch mit den unterschiedlichen Anwendungsformen (hochfrequenter, niederfrequenter Reiz) experimentieren muss. Wenn die TENS wirkt, kann das Gerät auf Rezept verordnet werden. Lassen Sie sich die Anwendung genau zeigen, denn die häufigste Ursache für ein Nichtansprechen ist die falsche Elektrodenlage. Bei Herzschrittmacherträgern und über größeren Metall-Implantaten (z.B. nach Knochenbrüchen oder nach Einsetzen eines künstlichen Hüftgelenkes) darf die TENS nicht eingesetzt werden.

Massagen

Zur physikalischen Therapie zählen weiterhin Massagen, die ebenfalls die Muskulatur lockern und auch psychisch entspannen. Allerdings ist selbst die **klassische Handmassage** bei Fibromyalgie anfangs oft schmerzhaft. Als ganz besonders angenehm wird dagegen die **Lymphdrainage** empfunden, eine Massage mit sehr sanften Massagestrichen.

Sie sorgt dafür, dass gestautes Gewebewasser (Lymphe) besser abfließen kann, beispielsweise im Gesicht oder in Haut und Unterhautgewebe über der angespannten Muskulatur.

Die **Fußreflexzonenmassage**, ein (noch?) unter den alternativen Massageformen eingereihtes Verfahren, wird ebenfalls von vielen Menschen als hilfreich empfunden. Sie geht von der Überlegung aus, dass beispielsweise von der Fußsohle als so genannter Reflexzone Nervenverbindungen zu anderen Gebieten, beispielsweise zu der verspannten Muskulatur oder zu »gereizt« reagierenden inneren Organen, bestehen. Über eine Massage dieser Reflexzonen wird das Zielgebiet indirekt beeinflusst.

Sehr hilfreich ist es, sich während der Massagen einige Griffe abzuschauen und so weit wie möglich auch eine Selbstmassage weiterzuführen. Vielleicht lässt sich auch ein Angehöriger oder Partner zur Partnermassage gewinnen, die den wohltuenden psychologischen Effekt noch weiter stärkt.

Entspannungstechniken

Weil sich aus Schmerz und Anspannung vielfach ein Teufelskreis ausbildet, gehören Entspannungsverfahren unbedingt zur Behandlung der Fibromyalgie. Sie lindern Schmerzen, durchbrechen den Zirkel aus zunehmenden Schmerzen und zunehmender Verspannung, verbessern den Schlaf und wirken sich auch auf die vielen weiteren Symptome wie Reizdarm, Reizblase, Nervosität oder Kopfschmerzen günstig aus.

Für Fibromyalgie-Patienten ist es umso wichtiger, geeignete Entspannungstechniken zu lernen, weil sie vielfach noch empfindlicher auf stressreiche Ereignisse und Belastungen reagieren als Menschen, die nicht an diesem Schmerzsyndrom leiden. Ganz wichtig ist es jedoch herauszufinden, welche Technik dem persönlichen Umgang mit Stress am besten entgegenkommt. Vor allem Frauen ziehen vielfach so genannte Imaginationstechniken den vorwiegend körperlich orientierten Entspannungstechniken vor. Bei Imaginationstechniken zieht sich der Übende gedanklich in angenehme Vorstellungen zurück. Das Autogene Training bietet beispielsweise Imaginationstechniken an. Mehr praktisch veranlagte Menschen können sich oft besser mit der Muskelentspannung nach Jacobson anfreunden, weil hier keine Phantasiereisen unternommen werden, sondern der Übende sich ganz auf die Empfindung im einzelnen Muskel konzentriert. Aber nicht nur die Methode selbst, sondern auch der Anleiter oder »Lehrer« kann den Ausschlag für oder gegen eine Methode geben. Sie müssen sich in der Umgebung, in der Sie die Entspannungstechnik erlernen, wohlfühlen.

Beachten Sie

Auch für Entspannungstechniken ist das regelmäßige Üben wichtig. Sobald Sie das Verfahren unter Anleitung so weit beherrschen, dass Sie allein damit zurechtkommen, sollten Sie es zu Hause in Ihren Alltag einbauen und Zeit dafür reservieren. Sorgen Sie dafür, dass Sie dabei nicht gestört werden!

Körperliche und seelische Entspannung gehen Hand in Hand. Sie können von beiden Seiten her an die Entspannung herangehen. So kann der eine schon abschalten, wenn er ein entspannendes warmes Bad nimmt oder sich einer Massage hingibt. Ganz über den Weg der körperlichen Entspannungsreaktionen geht beispielsweise das so genannte Biofeedback, und eher vom Mentalen ausgehend arbeiten das Autogene Training, die Musiktherapie und Yoga. Wieder eher körperlich betont sind die Progressive Muskelentspannung nach Jacobson und Atemtechniken, da auch über ein ruhiges, entspanntes Atmen eine umfassende Entspannung möglich ist. Das chinesische T'ai Chi verbindet Atmung und fließende Bewegungen so, dass ebenfalls eine Entspannung, aber auch ein enormes Gefühl der Kraftkonzentration eintreten kann. Einen Überblick über einige der vielen möglichen Verfahren zeigt Tabelle 4.

Tab. 4: Entspannungstechniken, die sich bei Fibromyalgie bewähren (kein Anspruch auf Vollständigkeit)

- Atemübungen
- Muskelentspannungstechniken wie die Progressive Muskelrelaxation nach Jacobson
- Autogenes Training
- Meditation
- Hypnose
- Biofeedback
- Massage
- Musik-, Klangtherapien

Atemtherapien

Weil im Organismus Körper, Geist und Seele sehr eng miteinander vernetzt sind, können Regelkreise an vielen verschiedenen Stellen beeinflusst werden. Bei Schmerzen, Stress und Verspannung geht der Atem rascher, flacher und gepresster. Wer nun bewusst versucht, tief und locker zu atmen, wird sich entspannen, sodass die Schmerzen nachlassen.

Die Atemtherapie kann beispielsweise durch die Aromatherapie unterstützt werden. Hier werden ätherische, wohlriechende Öle verwendet. Weil die Riechempfindung sehr eng mit der Gefühlswelt verknüpft ist, kann durch einen zusätzlichen Aromatherapie-Reiz die Entspannung gefördert werden. Probieren Sie aus, was Ihnen gefällt. So wirken beispielsweise Öle aus Zitrusfrüchten anregend und stimmungsaufhellend oder Lavendel beruhigend.

Tipp

Sorgen Sie vor und nach der Aromatherapie-Anwendung für frische Luft im Zimmer. Verwenden Sie nur gute Öle, denn Billigprodukte enthalten möglicherweise ungünstige Beimengungen. Geben Sie wenige Tropfen des Aromaöls auf Wasser, das Sie mit einer Aromalampe (Teelicht und Ständer) anwärmen. Allergiker, vor allem Asthmatiker, müssen vorsichtig sein. Bitte nicht in die Hände von Kindern gelangen lassen!

Meditation

Die kreisenden Gedanken einfach abschalten und sich nur noch auf einen Gedanken konzentrieren? Für viele ist es anfangs unvorstellbar, dass das gelingen soll. Aber auch hier macht Übung den Meister. Die Meditation kommt ursprünglich aus Asien, ist aber inzwischen auch im Westen anerkannt als Methode, um Abstand von Alltagssorgen und Stress zu gewinnen. Die Methode sollte jedoch frei von weltanschaulichen oder religiösen Wertungen vermittelt werden.

Eine Meditationsversion für den Alltag ist beispielsweise die »Mini-Meditation«. Sie können sie bei allen Tätigkeiten anwenden, die gerade keine ausgesprochene Aufmerksamkeit fordern, wie dem Geschirrspülen. Konzentrieren Sie sich dabei ausschließlich auf das Gefühl des warmen Wassers; allmählich blenden sich alle anderen Gedanken aus.

Besser ist es jedoch, sich einen speziellen Ort und Ungestörtheit zu suchen. Viele Meditationslehrer regen an, sich beispielsweise auf eine Kerzenflamme zu konzentrieren oder auf einzelne monotone Worte (Mantras). Sie können versuchen, sich wie von außen selbst zu beobachten und nur wahrzunehmen, wie Ihr Atem strömt, ganz von selbst. Wissenschaftlich ist belegt, dass sich dadurch Schmerzen und Müdigkeit über einen Zeitraum von zwei Monaten verringern können sowie die Schlaflosigkeit und die Stimmung gebessert werden.

Bei Menschen, die die Meditation beherrschen, sinken Blutdruck, Herzfrequenz und auch die Hauttemperatur als ein körperliches Zeichen dafür, dass tatsächlich eine Entspannung eintritt. Auch der Blutspiegel des Stresshormons Adrenalin sinkt ab.

Wenn Sie glauben, die Zeit für ein- oder zweimal täglich 20 Minuten Meditation nicht aufbringen zu können, ist allein das schon ein Hinweis darauf, dass Ihr Leben allgemein mit Aufgaben zu vollgepackt ist, was Sie Ihrer Verfassung zuliebe ändern sollten! Meditieren Sie aber bitte nicht vor dem Schlafengehen, denn das kann zu Durchschlafstörungen führen.

Wer das Meditieren erlernt, sollte etwas Geduld mitbringen. In unserer kopforientierten Zeit ist es gar nicht so einfach, seine Gedanken einzugrenzen und zu fokussieren. Erwarten Sie keine Soforterfolge und seien Sie nicht entmutigt, wenn sich Ihre Gedanken auch in der fünften Übungssitzung noch munter überschlagen. Auch hier ist eine professionelle Anleitung am besten, denn der Meditationslehrer kennt die Schwierigkeiten und weiß, wie er die davongaloppierenden Gedanken seiner »Schüler« wieder in den Zaum bekommt.

Muskelrelaxation nach Jacobson

Bei dieser Methode, auch Progressive Muskelentspannung (PME) genannt, geht die körperliche Entspannung den Weg über die Muskulatur. Nach einem bestimmten Plan werden Sie hierbei aufgefordert, bestimmte Muskeln, beispielsweise die des Unterarms, fest anzuspannen und sich das Gefühl, das sich hierbei einstellt, ganz bewusst zu machen. Nun lassen Sie bewusst los und achten auch hierbei wieder auf das Gefühl. Durch den Gegensatz von Anspannung und Entspannung tritt die letztere deutlich fühlbar in Erscheinung. Wer einmal dieses Gefühl für Muskelentspannung sehr bewusst erlebt hat, spürt auch in Stresssituationen, wie er sich gerade verspannt, und kann dann gegensteuern. Die seelische Entspannung folgt auch hier der körperlichen Entspannung.

Hinweis: Manchmal spüren Fibromyalgie-Betroffene gerade bei der Muskelrelaxation, dass sie zu Übereifer neigen und beispielsweise viel zu stark anspannen. Das gibt Anlass für die gezieltere Beobachtung, ob das auch in anderen Lebensbereichen der Fall ist, und eröffnet die Möglichkeit, solchen Übertreibungen entgegenzutreten.

Autogenes Training

Diese Methode hat Ähnlichkeiten mit einer Hypnose, nur dass sich der Übende hier selbst »hypnotisiert« bzw. sich selbst einredet (suggeriert), er sei entspannt. Mit etwas Übung funktioniert das tatsächlich. Im körperlich-seelisch-geistigen Netzwerk wird hier die Entspannung über den geistigen Einstieg erreicht. Die bekannteste Formel des Autogenen Trainings lautet: »Ich bin ganz warm und schwer«. Zunächst mag vielleicht das Gegenteil der Fall sein: Sie konzentrieren sich auf Ihren Arm, der eiskalt wird oder zu schweben scheint. Mit zunehmender Übung werden Sie dann aber wahrnehmen, dass tatsächlich der Arm warm (verbesserte Durchblutung durch Entspannung der Blutgefäße) und schwer wird (Muskelentspannung), und dass sich dieses wohltuende Gefühl schließlich über den ganzen Körper ausbreitet. Dies lindert dann Schmerzen und weitere Beschwerden. Mit entsprechender Übung werden Sie in stressigen Alltagssituationen Ruhe bewahren, weil Sie durch Autogenes Training in die Lage versetzt werden, sich auf (eigenes) Kommando zu entspannen.

Musik- und Klangtherapien

Die Lieblingsmusik ruft Hochgefühle hervor und verändert die Botenstoffe im Gehirn in Richtung Euphorie; das konnte belegt werden. Entspannend wirken natürlich ruhige Musik oder auch Geräusche aus der Natur wie Stimmen des Waldes oder das Meeresrauschen. Wenn eine Musik zum Tanzen in die Knochen fährt, ist sicherlich auch nichts dagegen einzuwenden. Wer auf solche akustischen Reize positiv anspricht, sollte sie auch zur Entspannung nutzen. Musiktherapie kann aber auch heißen, sich selbst durch Musik auszudrücken und besser kennen zu lernen, »was in einem steckt«. Trommeln Sie Ihre Stimmung heraus, versuchen Sie, Ihre Stimmung in Geräusche zu kleiden – das fördert die Selbstwahrnehmung, sodass Sie besser darauf achten, wann Ihre persönlichen Leistungsgrenzen erreicht sind, wann Sie auch einmal nein sagen sollten. Auch hier bringt eine kundige Anleitung die besten Ergebnisse für Sie.

Yoga

Yoga verbindet Körperübungen mit Atemtechniken und führt dazu, dass sich endlos kreisende Gedanken abschalten. Die Übungen dehnen die Muskulatur, sodass sie sehr vorsichtig und unter Anleitung begonnen werden sollten; sie führen dann aber auch zu mehr Beweglichkeit, zu konzentrierterer Kraft und mehr Energie.

Biofeedback

Durch Biofeedback wird die Entspannung, die auf bestimmte Maßnahmen hin eintritt, sichtbar, hörbar oder fühlbar. Damit erleichtert und unterstützt Biofeedback das Erlernen einer gezielten Entspannung. »Feedback« bedeutet Rückmeldung, in diesem Fall eines biologischen Signals. Gemessen werden beispielsweise der Puls, die Muskelspannung, der Hautwiderstand oder die Hirnströme. Zum Beispiel werden Elektroden am Kopf angebracht, die Gehirnströme ableiten. Bestimmte Gehirnströme, die so genannten Alpha-Wellen, treten bei tiefer Entspannung auf. Sobald das Gerät sie wahrnimmt, erfolgt eine akustische oder optische Meldung, sodass der Übende nun ganz gezielt versuchen kann, diesen Zustand aufrecht zu erhalten oder wieder herzustellen. Das Verfahren hat sich nicht nur in der Schmerzbehandlung, sondern beispielsweise auch bei Managern einen Platz erobert, um eine ganz gezielte Entspannung ohne weitere Hilfsmittel zu erlernen. Die Manager können dann – in welcher Umgebung auch immer – die Entspannung gezielt herbeiführen.

Medikamentöse Therapien

Heute versuchen Ärzte, nur solche Medikamente zu verordnen, die aufgrund wissenschaftlicher Studien ihre Wirksamkeit unter Beweis gestellt haben. Das ist bei der Fibromyalgie allerdings nicht ganz einfach. Zum einen wirken Medikamente meistens nicht völlig unabhängig, sondern im Verbund mit weiteren Therapien und spielen dort eher nur die «zweite Geige«. Zum anderen ist jeder Fibromyalgie-Patient anders und benötigt andere Medikamente. Deshalb lassen sich hier in Studien nicht so eindeutige Ergebnisse erzielen wie bei der Korrektur eines einzelnen Faktors, z.B. eines erhöhten Blutdrucks oder Fettspiegels.

Beachten Sie

Die medikamentöse Therapie ist praktisch immer ein individuelles Ausprobieren um herauszufinden, womit der Einzelne am besten zurechtkommt.

Die bei Fibromyalgie am besten untersuchten Medikamente sind die **Antidepressiva**. Sie wirken auf den Serotoninspiegel in den für das Fibromyalgie-Geschehen wichtigen Gehirnbereichen ein und sind deshalb auch bei Fibromyalgie wirksam. Das ergab eine so genannte Meta-Analyse. Mit diesem Begriff umschreibt man gewissermaßen eine Super-Studie, die die Ergebnisse zahlreicher Einzelstudien zum Thema untersucht. Die Antidepressiva-Meta-Analyse umfasste neun voneinander unabhängige Studien.

Eine weitere Meta-Analyse aus nicht weniger als 49 (!) verschiedenen Behandlungsstudien verglich die Effektivität von Medikamenten auf der einen Seite und von körperlichem Training plus Verhaltenstraining auf der anderen Seite. Im Vergleich schnitt die nichtmedikamentöse Behandlung besser ab. Dabei betonten die Autoren aber, dass die zusätzliche medikamentöse Beeinflussung von Schmerz und Schlafstörungen erst den bestmöglichen Behandlungserfolg erbringt. Daher liegen die medikamentösen und nichtmedikamentösen Behandlungsformen nicht im Wettstreit miteinander, sondern sie müssen sich sinnvoll ergänzen. Auch erleichtert die Medikamenteneinnahme vielfach die weiteren nichtmedikamentösen Verfahren.

Übrigens: Alle Studienergebnisse beziehen sich immer auf den theoretischen »Durchschnitts-Studienteilnehmer«. Für den individuellen Patienten, also speziell für Sie, muss das noch nicht allzu viel bedeuten.

Ziele und Einschränkungen medikamentöser Behandlung

Wenn eine Behandlung mit Medikamenten eingeleitet ist, sollten Sie und Ihr Arzt bestimmte Ziele im Auge behalten.

- Medikamente können die Symptome lindern, aber in der Regel nicht völlig beseitigen.
- Eine Gewöhnung sollte vermieden werden, z.B. durch »Pillenurlaub« (begrenzte Einnahmepause) oder durch ein Aneinanderreihen verschiedener medikamentöser Behandlungsansätze, sodass jeder einzelne auf eine bestimmte Zeitspanne begrenzt bleiben kann. Bitte lassen Sie aber nie ohne Rücksprache mit dem Verordnenden die Medikamente weg.
- Auch eine Übermedikation ist zu vermeiden.
- Für die eingesetzten Medikamente (z.B. Antidepressiva) sind bei der Fibromyalgie vielfach andere Dosierungen und Einnahmeschemata als für andere Heilanzeigen notwendig, und sie wirken kaum je sofort.
- Menschen mit Fibromyalgie sind häufig empfindlicher gegenüber Nebenwirkungen als andere Menschen.
- So weit möglich sollte eine Vielfachmedikation vermieden werden.
- Behandlungsziele sollten Arzt und Patient gemeinsam formulieren.

Im Folgenden erfahren Sie Konkreteres über die Behandlung der unterschiedlichen Symptome. Aber bitte denken Sie daran: Erst zusammen mit anderen Maßnahmen erreichen Medikamente das Optimum!

Medikamentöse Schmerzbehandlung

Schmerzmedikamente teilt man in peripher und zentral wirkende Mittel ein. Die »peripher wirkenden« entfalten genau am Ort des Schmerzgeschehens ihren Effekt, also beispielsweise in entzündeten Gelenken. Da sich bei der Fibromyalgie aber recht wenig in der Peripherie abspielt, darf man sich von den üblichen peripher wirkenden Mitteln wie Aspirin® und Paracetamol keine Sensationen versprechen. Sie gehen allerdings mit geringerer Suchtgefahr einher als die zentral wirkenden Substanzen. Die frei erhältlichen Schmerzmittel gehören zu den peripher wirkenden Medikamenten, wenn sie kein Codein und (oder) Coffein enthalten, die zentral wirken.

Zentral wirkende Stoffe setzen die Schmerzschwelle herauf oder beeinflussen die Schmerzverarbeitung. Ein weiteres zentral ansetzendes Prinzip ist die Beeinflussung der emotionalen Komponente des Schmerzes: Der Schmerz löst deutliche Missempfindungen aus, die durch Medikamente beeinflusst werden können. Am wirksamsten ist eine Schmerztherapie, wenn sie die Schmerzschwelle und auch die emotionale Komponente beeinflusst.

»Die Schmerzschwelle heraufsetzen« bedeutet: Der Schmerzreiz ist stärker, bevor er wahrgenommen wird. Geringere Schmerzen treten dann nicht mehr ins Bewusstsein.

Außer ausgesprochenen Medikamenten wurden für die Schmerzbekämpfung auch Stoffe getestet, die eher als Nahrungsergänzung anzusehen sind, wie Magnesiumverbindungen mit Malonsäure und in den USA das S-Adenosyl-Methionin (SAM), wobei die Ergebnisse allerdings eher bescheiden ausfielen. SAM lindert neben den Schmerzen auch die Depressivität, die Müdigkeit sowie die Morgensteife.

Die einzelnen Behandlungsmöglichkeiten sollen auf den folgenden Seiten noch etwas eingehender erläutert werden.

Peripher wirkende Schmerzmittel

Die peripher wirkenden Medikamente umfassen die Gruppe der so genannten nicht-steroidalen Antirheumatika (NSAR) und Paracetamol (»steroidal« – im Gegensatz zu »nicht-steroidal« – sind kortisonähnliche, also hormonell wirksame Stoffe). Bekannte NSAR sind z.B. Aspirin (Acetylsalicylsäure = ASS), Voltaren® (Diclofenac) und Ibuprofen. Trotz der Einschränkung, dass der periphere Ansatz bei Fibromyalgie den Schmerz nicht grundlegend beeinflussen kann, werden sie doch bei 75 Prozent aller Betroffenen versucht, denn nur bei einem Viertel wirken sie überhaupt nicht. Weil ihr Nutzen-Risiko-Verhältnis günstiger ist als bei zentral wirkenden Schmerzmitteln, empfehlen sie sich zunächst einmal. Eine Studie berichtet, dass NSAR immerhin bei 46 Prozent etwas, bei 25 Prozent mittelgradig und bei 2 Prozent sehr wirksam waren. Teilweise finden sich Berichte, dass Paracetamol weniger wirksam als die anderen NSAR ist. Andere Ärzte wieder lehnen die NSAR wegen Unwirksamkeit von vornherein ab. Bei einem Versuch kann allerdings nicht viel schief gehen, sofern die Gegenanzeigen beachtet werden.

Beachten Sie

Peripher wirkende Schmerzmittel werden vor allem zu Beginn der Krankheit eingesetzt. Ob sie einen Versuch wert sind, sehen Ärzte unterschiedlich. Ihre Anwendung hängt auch von der individuellen Symptomatik ab.

Nichtsteroidale Antirheumatika (NSAR)

Diese Medikamente verhindern durch Blockade eines Enzyms (COX = Cyclooxygenase), dass sich Schmerzbotenstoffe bilden können. Durch die Enzymblockade wird aber auch der körpereigene Magenschleimhautschutz vermindert aufgebaut, sodass es zu Blutungen aus Magen oder Darm kommen kann. Auch die Blutgerinnung wird behindert. Neuere Alternativen sind so genannte COX2-Hemmer, die gezielter nur die Botenstoffbildung unterbinden, den Magenschleimhautschutz aber weniger beeinträchtigen. Zwei Substanzen sind derzeit auf dem Markt: Rofecoxib (Vioxx®) und Celecoxib (Celebrex®).

NSAR: Hinweise für Sie

NSAR können, obwohl sie auch rezeptfrei erhältlich sind, folgenreiche Nebenwirkungen auslösen:

- Bei Asthmatikern können sie zu einem Asthmaanfall führen.
- Bei empfindlichen Menschen schädigen sie unter Umständen die Magenschleimhaut.
- Paracetamol darf nicht bei Leberkrankheiten eingenommen werden.
- Sie verlängern teilweise die Blutungszeit durch verminderte Gerinnung.
- Schmerzmittel können den so genannten Analgetika-Kopfschmerz auslösen, sodass sich ein Teufelskreis einstellt, weil man wegen der Kopfschmerzen noch mehr Schmerzmittel einnimmt.
- Treten (vor allem bei älteren Menschen) unter NSAR Schwindel, Hör-, Sehstörungen oder Ohrensausen auf, kann dies ebenfalls eine Nebenwirkung des Medikamentes sein.
- Alkohol steigert die Blutungsgefahr unter NSAR.
- NSAR können die Blutspiegel bestimmter Schlafmittel steigern, die dann stärker wirken und stärkere Nebenwirkungen haben.
- NSAR können die Blutzucker senkende Wirkung von Blutzuckertabletten steigern, sodass die Gefahr einer Unterzuckerung größer wird.
- Blutdruck senkende Mittel wirken unter NSAR unter Umständen schlechter.

Die Behandlungskosten liegen hier etwa um das 10fache höher als bei den nicht selektiven NSAR. Auch die Nebenwirkungen, zu denen Depressionen, Magen-Darm-Beschwerden und Müdigkeit gehören können, sollten unbedingt bedacht werden. Wie bei allen anderen Medikamenten auch ist ein sorgfältiges Abwägen des Nutzens, des Risikos und auch der Kosten notwendig, zumal – wie oben erwähnt – die NSAR bei Fibromyalgie weniger gut als andere Prinzipien wirken.

Tab. 5: Peripher und zentral wirksame Schmerzmittel (Beispiele)

Gruppe	Wirkstoff	Präparatebeispiele®
NSAR (periphere Wirkung)	Paracetamol Acetylsalicylsäure	Ben-u-ron Aspirin
	Ibuprofen Metamizol	 Novalgin
	Rofecoxib Celecoxib	Vioxx Celebrex
Opioide (zentrale Wirkung)	Tramadol Flupirtin	Tramal Katadolon
	Tilidin Morphin	Verschreibung nur auf Betäubungsmittel-Rezept
Trizyklika	Amitriptylin	Saroten
Serotonin-Wiederaufnahme-hemmer	Fluoxetin Citaprolam Sertralin	Fluctin Cipramil Zoloft
Serotonin-Noradrenalin-Wiederaufnahmehemmer	Venlafaxin	Trevilor
andere Antidepressiva, z.B. MAO-Hemmer	Moclobemid	Aurorix

Zentral wirksame Schmerzmittel

Die zentral wirksamen Schmerzmittel gehen mehr oder weniger direkt auf Inhaltsstoffe des Schlafmohns zurück. Im Mohn-Presssaft ist Opium enthalten, das wiederum Morphium enthält. Die zentral wirksamen Schmerzmittel werden daher auch als Morphine bezeichnet.

Sie ähneln den körpereigenen »Schmerzmitteln«, den Enkephalinen oder Endorphinen, und passen wie ein Schlüssel ins Schloss, in das diese Enkephaline als Botenstoffe gehören und über das sie ihre Wirkungen an der Nervenzelle entfalten.

Der Name »Endorphin« ist abgeleitet aus »endo-« (körpereigen) und »-orphin« (morphinähnlich). Der Körper verfügt mit diesen Stoffen über eigene Schmerzmittel. Ein Beispiel für ihre Wirkung aus dem Alltag:

Zwei junge Frauen treiben mit ihrem Schlauchboot etwas zuviel Jux und kentern. Sie greifen sich das Boot und schwimmen ans nahe, aber steinige Ufer. Dort angekommen, stellt eine der Frauen fest, dass ihr Handtäschchen mit Schlüsseln, Portemonnaie und Ausweisen noch im Fluss schwimmt. Sie entdeckt die schwimmende Tasche bereits weit flussabwärts treibend und rennt ihr am Ufer hinterher. Schließlich gelingt es ihr nach einiger Wegstrecke, die Tasche zu ergreifen. Erst jetzt bemerkt sie, dass ihre Füße blutig sind: Sie rannte barfuß auf den scharfkantigen Steinen am Ufer, ohne davon etwas zu spüren.

Verantwortlich hierfür war die körpereigene Ausschüttung der Endorphine, die nicht nur relativ schmerzunempfindlich machen, sondern auch psychische Wirkungen entfalten, indem sie Euphorie auslösen.

Die Opioide (von Opium abgeleitete Stoffe), darunter speziell die Morphine (von Morphium abgeleitete Stoffe), wirken ganz ähnlich: Sie lindern hoch wirksam Schmerzen und können euphorisieren. Nur bei wenigen Menschen wirken sie auf die Psyche gegenteilig. Die stimmungsaufhellende Wirkung ist für die Suchtgefahr verantwortlich.

Morphine: Hinweise für Sie

Sie und Ihre Angehörigen sollten die Zeichen einer Überdosierung kennen:
- kaltschweißige Haut,
- schwere Benommenheit, Verwirrtheit, Schläfrigkeit, Schwäche,
- Unruhe, auffallende Nervosität,
- Schwindel,
- Krampfanfälle,
- langsamer Herzschlag,
- unregelmäßige, verlangsamte Atmung,
- stecknadelkopfgroße Pupillen.

In diesen Fällen den Arzt verständigen!

Die Opioide wirken unterschiedlich stark. Einige, wie das Tramadol, können mit normalem Rezept erworben werden. Die stärker wirkenden Opioide sind nur auf Betäubungsmittel-Rezept erhältlich, um die Suchtgefahr und den Missbrauch einzugrenzen.

Bei Fibromyalgie wirken teilweise nur die zentral wirksamen Opioide. Werden sie verordnet, ist es unbedingt notwendig, exakt das vom Arzt vorgegebene Einnahmeschema einzuhalten, um die Suchtgefahr gering zu halten. Das ist beispielsweise durch eine konstante Einnahme mit relativ geringen Dosierungen möglich. Die Schmerzen werden dann nicht so stark, dass nur noch hohe Dosierungen helfen.

Hier machen Patienten in gutgemeinter Absicht sehr häufig Fehler: Sie wollen möglichst wenig von dieser Substanz einnehmen, haben im Augenblick nur wenig Schmerzen und lassen eine Dosis aus. Nun »kommen« die Schmerzen möglicherweise und werden immer schwerer erträglich. Deshalb wird jetzt das Doppelte der Dosis genommen, die eigentlich vorgesehen war. Damit verdoppelt sich aber nicht nur die Wirkung auf die Schmerzen, sondern auch die Nebenwirkungen. Unterlassen Sie deshalb bitte solche Verhaltensweisen.

Tramadol ist eines der etwas milder wirkenden Opioide, das auch einen serotoninartigen und noradrenalinartigen Effekt hat. Hier ist ein Missbrauch sehr selten (eine Studie spricht von einem Fall pro 100 000 Patienten).

Tramadol wird zunächst in einer niedrigen Dosis »eingeschlichen« und die individuell notwendige Dosis ermittelt. Bei höheren Dosierungen steigt auch die Gefahr unerwünschter Wirkungen wie Übelkeit oder Schwindelgefühl.

Stärkere Opioide sind nur selten notwendig. Der Arzt wird genau überlegen, ob er lang oder kurz wirksame Präparate einsetzt. Ein kurz wirksames Mittel kann beispielsweise eine halbe Stunde vor Muskelübungen angebracht sein. Stärkere Opioide sind nicht geeignet bei Patienten, die bereits mit einer Suchtproblematik zu tun hatten. Gerade bei Fibromyalgie-Patienten ist die Einnahme der Opioide auch eine Gratwanderung zwischen Schmerzlinderung und Müdigkeit, die ohnehin vielfach schon vorhanden ist und eine Nebenwirkung der Medikamente sein kann. Ein Argument mehr, unbedingt medikamentöse Verfahren mit anderen Therapien zu verbinden.

Trizyklische Antidepressiva verändern die Schmerzbewertung, sodass die mit Schmerzen zusammenhängenden Missempfindungen nachlassen. Bei vielen Schmerzsyndromen haben sie sich in der begleitenden Behandlung der Schmerztherapie bewährt. Teilweise verbessern sie nicht nur die Schmerztoleranz, sondern wirken auch der Müdigkeit entgegen, vor allem Substanzen mit zusätzlicher noradrenerger Wirkung (Noradrenalin: ein Botenstoff im sympathischen Nervensystem) wie Venlafaxin, Nefazodon und Bupropion. Dass Antidepressiva eingesetzt werden, muss nicht bedeuten, dass eine Depression vorliegt. Die Dosierung für die Schmerzbehandlung liegt in der Regel niedriger als zur Behandlung von Depressionen.

Beachten Sie

Bei einigen Patienten kann ein zentral wirksames Schmerzmittel oder auch die Kombination mehrerer Medikamente sinnvoll sein. Sie müssen streng nach Anweisung eingenommen und dürfen nicht abrupt abgesetzt werden.

Antidepressiva: Hinweise für Sie

- Bis auf die pflanzlichen Antidepressiva (Johanniskraut) werden die Präparate langsam eingeschlichen und die Dosis allmählich gesteigert.
- Bei älteren Menschen ist eine besonders vorsichtige Dosierung notwendig.
- Meiden Sie am besten Alkohol vollständig. Auch die Wirkung beruhigender und schlaffördernder Medikamente wird gesteigert – denken Sie hier auch an müde machende Antiallergika (Antihistaminika) und Grippemittel. Unter Umständen ist bei Kombination mit diesen sedierenden Medikamenten die Reaktionsfähigkeit eingeschränkt. Fragen Sie Ihren Arzt, ob Sie dabei Auto fahren dürfen.
- Bei Einnahme eines MAO-Hemmers (hierzu gehört Moclobemid) können tyraminhaltige Speisen und Getränke wie Käse, Rotwein, Schokolade, Kakao unter Umständen die Nebenwirkungen verstärken. Bleiben Sie demgegenüber aufmerksam.
- Achten Sie darauf, ob mögliche Harnentleerungsstörungen verstärkt werden und sprechen Sie in diesem Fall Ihren Arzt darauf an.

- Da Antidepressiva unter Umständen den Blutdruck senken, sollten Sie bei langem Stehen oder plötzlicher Lageänderung vom Liegen oder Sitzen zum Stehen die »Wadenmuskelpumpe« betätigen (Füße im Gelenk kreisen).
- Antidepressiva, die den Antrieb steigern, vergrößern eine eventuell vorher bestehende Angst. Angst hemmende Antidepressiva vermindern gleichzeitig den Antrieb und dämpfen allgemein. Bitte sprechen Sie mit Ihrem Arzt, falls Sie auch an Angstsymptomen leiden, damit er das geeignete Mittel wählen kann.
- Die unterschiedlichen Wirkungen der Antidepressiva setzen in der Regel in Phasen ein. Anfänglich steht die Beruhigung im Vordergrund, nach etwa einer Woche die Antriebssteigerung, nach etwa drei Wochen ist eine Stimmungsaufhellung zu spüren, wenn die Stimmung gedrückt war. Geduld ist also notwendig, zumal der Arzt mit kleinen Dosierungen beginnt.

Medikamente bei Schlafstörungen

Neben den Schmerzen ist ein nicht erholsamer Schlaf das zweite Leitsymptom bei Fibromyalgie. Häufiges Erwachen, Unruhe in den Beinen (restless legs syndrome) und gestörte Tiefschlafphasen ziehen dann bleierne Müdigkeit am Tage nach sich.

Die medikamentöse Behandlung kann hier vielfach zur Besserung beitragen, wobei gerade Fibromyalgie-Patienten häufiger als andere Patienten unter Nebenwirkungen leiden. Hierzu gehört der »Hang over« am Tag, der der Einnahme eines Schlafmittels folgt, das heißt, dass der Betreffende zwar in der Nacht schläft, am Tag dann aber übermäßig müde ist, und zwar nicht wegen des unerquickenden Schlafes, sondern weil das Medikament noch nachwirkt. Deshalb beginnt man hier mit sehr vorsichtigen Dosierungen.

Schlaf-Apnoe ausschließen

Bevor überhaupt ein Schlafmittel verschrieben wird, sollte ein so genanntes obstruktives Schlafapnoe-Syndrom ausgeschlossen sein. Sein Vorliegen ist bei Patienten anzunehmen, bei denen im Schlaf Atempausen eintreten (Apnoe = nicht atmen). Die Apnoe-Episode beginnt mit Schnarchen aufgrund verlegter Atemwege (Zurückfallen der Zunge). Das Schnarchen wird von Atemzug zu Atemzug massiver, bis schließlich die Atemwege völlig von Weichteilen des weichen Gaumens und der Zunge verlegt (blockiert) sind. Es tritt eine Atempause ein. Weil der Kohlendioxidspiegel im Blut ansteigt und die Sauerstoffkonzentration absinkt, kommt es zum Weckreiz, sodass die normale Atmung wieder einsetzt. Der Schnarcher wacht in der Regel nicht ganz auf und kann sich an diese Phasen nicht erinnern.

Hier sollte ärztlich geklärt werden, ob es sich um normales Schnarchen handelt oder um ein Schlaf-Apnoe-Syndrom. Wird Letzteres festgestellt, muss eine gezielte Behandlung einsetzen: Bei Übergewicht Gewichtsabnahme, bei entsprechender Ausprägung des Syndroms eine Maskenatmung in der Nacht mit Überdruck, der die Luftwege offen hält. Hilfreich ist es auch, für eine seitliche Schlafposition zu sorgen, beispielsweise durch Einnähen von Tennisbällen in den Rücken des Pyjamas oder Nachthemdes.

Geeignete Präparate

Bevor Schlafmittel verordnet werden, sollte aber nicht nur dieses Syndrom ausgeschlossen sein, sondern es sollten zuerst alle Maßnahmen ergriffen werden, die auf natürliche Art den Schlaf verbessern (siehe Seite 127 f.).

Werden dann doch Medikamente als notwendig erachtet, kommen Substanzen aus folgenden Gruppen in Betracht:

- Benzodiazepine (Valium®-Typ)
- sedierende Antihistaminika (ursprünglich Mittel gegen Allergien)
- sedierende Antidepressiva

Die **Benzodiazepine** verbessern nicht nur den Schlaf, sondern auch die unwillkürlichen Muskelkontraktionen und das »restless legs syndrome«. In dieser Gruppe stehen verschieden stark, verschieden rasch und verschieden lang wirksame Präparate zur Verfügung, sodass der Arzt individuell für seinen Patienten auswählen kann. Bei allen Benzodiazepinen besteht eine mehr oder minder hohe Gewöhnungsgefahr. Für die gleiche Wirkung müssen also immer höhere Dosierungen genommen werden. Auch eine (psychische, nicht körperliche) Abhängigkeitsgefahr ist gegeben. Daher sollen Benzodiazepine auf keinen Fall als Dauermedikation eingenommen werden.

Diese Stoffgruppe wirkt sich auf die einzelnen Schlafphasen aus und unterdrückt vor allem die Phase mit den raschen Augenbewegungen

(REM-Phase). Werden die Benzodiazepine nach einer Weile abgesetzt, kommt es vermehrt zu REM-Phasen, die der Patient als »wilde Träume« auffassen kann. Er glaubt nun, wieder besonders schlecht zu schlafen und nimmt erneut die Schlafmittel ein. Hier besteht die Gefahr eines Teufelskreises, wenn diese »Nebenwirkung« nach Absetzen der Mittel nicht bekannt ist!

Benzodiazepine: Hinweise für Sie

- Benzodiazepine beeinträchtigen die Reaktionsfähigkeit. Bei Einnahme am Abend kann sich das am nächsten Morgen noch auswirken (hang over). Sprechen Sie mit Ihrem Arzt, um ein Risiko beim Autofahren oder beim Führen von Maschinen auszuschließen.
- Alkohol, zentral wirkende Schmerzmittel, Antihistaminika (Antiallergika), Antidepressiva und Medikamente gegen Krampfanfälle können diese Wirkung weiter verstärken.
- Bei Älteren ist die so genannte Halbwertszeit der Benzodiazepine verlängert; sie wirken also länger und werden langsamer abgebaut oder ausgeschieden. Sammelt sich das Medikament im Blut an, kann es zu Verwirrung und Desorientiertheit, Sprech- oder Konzentrationsstörungen kommen.
- Alkohol und Benzodiazepine vertragen sich nicht. Die Wirkung von beidem wird verstärkt.

Ein Schlafmittel mit einer geringeren Abhängigkeitsgefahr ist die neuere Substanz Zolpidem (Stilnox®, Bikalm®, ein Imidazopyridin). Sie ist vor allem zur akuten Behandlung von Schlafstörungen geeignet, also nicht als Dauermedikation.

Die rezeptfrei erhältlichen **Antihistaminika** haben eine eher untergeordnete Bedeutung. Antihistaminika sind eigentlich gegen allergische Symptome gerichtete Medikamente, deren »Nebenwirkung« Müdigkeit auch in Schlafmitteln ausgenutzt werden kann. Sie können zwischendurch für begrenzte Phasen eingesetzt werden. Auch bei ihnen ist eine Dauermedikation nicht ratsam.

Antidepressiva sind Ihnen bereits in der Schmerzbehandlung begegnet. Da einige unter ihnen auch beruhigend und schlaffördernd wirken, bietet sich bei Fibromyalgie die Einnahme vor allem von Amitriptylin, Nortriptylin oder Doxepin an. Die notwendige Dosis muss sehr vorsichtig ausgetestet werden; sie liegt vielfach unter der Dosis, die für eine Depression notwendig wäre. Unter allmählicher Dosissteigerung wird die ideale Menge ermittelt. Sie ist dann gefunden, wenn ein Gleichgewicht zwischen Schlafverbesserung in der Nacht und Wachheit am Tag hergestellt wurde.

Weitere schlafverbessernde Substanzen sind **muskelentspannende Medikamente**, weil sie verhindern können, dass der Patient durch Muskelkontraktionen geweckt wird. Solche so genannten Muskelrelaxanzien sind beispielsweise Carisoprodol (Sanoma®), Tizanidin (Sirdalud® mit zusätzlichen sedierenden und schmerzlindernden Wirkungen), Tetrazepam (z.B. Musaril®: Benzodiazepin, also auch schlaffördernd), Tolperison (Mydocalm®), Baclofen und Trazodon (Thombran®, mit antidepressiven Wirkungen). Zur Muskelentspannung können sie selbstverständlich auch tagsüber eingenommen werden.

Handelt es sich um Schmerzen, die am Ein- oder Durchschlafen hindern, sollten sie in erster Linie durch eine abendliche Einnahme der Schmerzmittel behandelt werden.

Muskelrelaxanzien: Hinweise für Sie

Einige Muskelrelaxanzien führen zu Müdigkeit, sodass die Reaktionsfähigkeit eingeschränkt ist (bitte den Arzt fragen, wann und ob Autofahren möglich ist!). Hierzu gehören Tizanidin (Sirdalud®), Tetrazepam (ein Benzodiazepin) und Baclofen. Tolperison (Mydocalm®) ist die Ausnahme; vor einer beeinträchtigten Reaktionsfähigkeit wird hier nicht gewarnt.

Das »restless legs syndrome« spricht teilweise gut auf das **Parkinsonmittel** L-Dopa oder Carbidopa oder auch auf Benzodiazepine an. Man testet die jeweiligen Substanzen beispielsweise über einige Tage, um herauszufinden, worauf die oder der Betroffene am besten anspricht, um dieses Mittel dann bevorzugt einzusetzen. Bei Benzodiazepinen ist eine Langzeiteinnahme jedoch nicht sinnvoll (siehe oben).

Medikamente bei Stimmungsveränderungen und Müdigkeit

Zwar ist es selten eine ausgeprägte Depression, aber über eine gedrückte Stimmung (Dysphorie) klagen Fibromyalgie-Patienten häufiger. Auch Angststörungen sind nicht selten. Solche Stimmungsbeeinträchtigungen sollten auf jeden Fall auch durch psychologische Techniken behandelt werden; die zusätzliche Gabe von Medikamenten kann den Therapieerfolg aber unter Umständen verbessern. Infrage kommen hier beispielsweise die Serotonin-Wiederaufnahme-Hemmer (SSRI) aus der Gruppe der Antidepressiva (Citalopram, Sertralin, Fluoxetin, siehe Tabelle 5, Seite 65). Die Behandlung mit diesen Substanzen ist allerdings noch recht neu, und die schmerzbeeinflussende Wirkung ist bei ihnen teilweise nicht ganz so hoch wie bei den älteren Antidepressiva. Substanzen, die nicht nur die Aufnahme von Serotonin in Nervenendigungen, sondern auch die von Noradrenalin hemmen, erwiesen sich ebenfalls bei einigen Patienten als nützlich. Noradrenalin hebt zusätzlich den Aktivitäts-Level, wirkt also der lähmenden Müdigkeit entgegen.

Weitere Antidepressiva können ebenfalls wirksam sein. Ein Vorteil der SSRI besteht jedoch darin, dass ihre Nebenwirkungen, falls sie auftreten, den Alltag eher weniger beeinträchtigen.

Der Müdigkeit versuchen Betroffene vielfach durch **Coffein** zu begegnen. Das kann zwar funktionieren, es kann aber beispielsweise auch das Reizdarm- oder Reizblasensyndrom verschlechtern, Kopfschmerzen oder Herzrasen und schließlich auch Schlafstörungen auslösen. »**Weckamine**«, also medikamentöse Aufputschmittel, bergen eine sehr hohe Suchtgefahr und werden daher nur in ganz speziellen Fällen verordnet. Sie können beispielsweise bei der Erwachsenenform des ADS (Hyperaktivität, »attention deficit dysorder« = Aufmerksamkeitsstörung) der Müdigkeit entgegenwirken.

Beachten Sie

Die Müdigkeit ist medikamentös am schwierigsten zu behandeln. Ist sie Folge einer Depression, spricht sie auf Antidepressiva aber vielfach recht gut an.

Medikamente gegen die vegetativen Symptome

Bei Reizdarm ist eine bewusste Ernährung unentbehrlich, reicht aber vielfach nicht aus. Andickende oder die Darmbewegungen anregende Substanzen (Faser- und Schleimstoffe), krampflösende Medikamente und bei heftigem Durchfall auch darm«lähmende« Medikamente wie Loperamid (Imodium®) können notwendig sein. Sie sind in erster Linie »Reservemittel«, deren Anwendung der Patient gezielt steuern sollte. Sie sind nicht für die Dauerbehandlung geeignet, selbst dann nicht, wenn es sich um vermeintlich »milde« pflanzliche Stoffe handelt. Arzt und Patient sollten gemeinsam besprechen, wann welche Substanzen sinnvoll sind und wie lange ihre Einnahme jeweils dauern sollte.

Die Reizblase ist ein weiteres sehr unangenehmes Begleitsymptom der Fibromyalgie. Zum Teil ist sie so stark ausgeprägt, dass auch die Sexualität leidet. Hier eignet sich beispielsweise Tolterodin (Detrusitol®), das auf die Blaseninnervation einwirkt und so ihre Übersteuerung dämpft. Diese Medikamente sollten wegen ihrer Nebenwirkungen (z.B. Mundtrockenheit) wenn möglich nicht dauernd genommen werden.

Migräne wird bei Fibromyalgie recht häufig angetroffen. Die derzeit wirksamsten Medikamente im akuten Anfall sind die Triptane (Sumatriptan, Zolmitriptan). Treten häufig Anfälle auf, ist auch eine anfallsvorbeugende Behandlung empfehlenswert, beispielsweise durch Beta-Rezeptorenblocker, Kalziumkanalblocker (beide in erster Linie Blutdruck senkende Mittel) oder trizyklische Antidepressiva. Vielfach kann auch zusätzlich eingenommenes Magnesium zu einer Besserung beitragen.

Betablocker: Hinweise für Sie

Betablocker sollten Sie nie abrupt absetzen. Sorgen Sie vor Reisen für einen ausreichenden Vorrat. Die Gefahr besteht darin, dass nach dem Absetzen der Blutdruck und die Herzfrequenz überschießend ansteigen.
Wichtig für Diabetiker: Betablocker können die Frühzeichen einer Unterzuckerung überdecken, sodass der absinkende Zuckerspiegel nicht erkannt wird.

Bei **niedrigem Blutdruck** empfehlen sich vor allem nichtmedikamentöse Maßnahmen wie Schrägstellen des Bettes (Füße höher als Kopf), vermehrter Kochsalzverzehr, mehr Bewegung, physikalische Maßnahmen wie Wechselgüsse oder auch Kompressionsstrümpfe. Als Medikamente kommen beispielsweise Mineralokortikoide in Betracht, die über die hormonelle Steuerung für eine größere Flüssigkeitseinlagerung und damit einen höheren Blutdruck sorgen. Auch Sympathomimetika (z.B. Etilefrin = Effortil®, Midodrin = Gutron® u.a.) heben den Blutdruck an bzw. wirken einem kritischen Blutdruckabfall entgegen. Selbstverständlich sollte der Arzt überprüfen, ob eventuell auch die eingenommenen Medikamente selbst, beispielsweise die Antidepressiva, für den (zu) niedrigen Blutdruck verantwortlich sind, und die Medikation eventuell umstellen.

Herzrasen oder Herzstolpern ist beispielsweise einer Behandlung durch Beta-Rezeptorenblocker zugänglich.

Über so genannte **Sicca-Symptome**, also Beschwerden aufgrund trockener Schleimhäute, wird nicht selten geklagt. Auch sie können Folge einer Medikation sein, werden aber auch der Fibromyalgie selbst angelastet. Künstliche Tränen stehen bei **trockenen Augen** zur Verfügung.

Bei einigen Fibromyalgie-Patienten wird Wachstumshormon vermindert ausgeschüttet. Sind Kinder betroffen, kann das Wachstumshormon gezielt verabreicht werden. Bei manchen Erwachsenen bessern sich einige Symptome ebenfalls.

Da sich die Fibromyalgie nicht selten entwickelt, wenn Frauen in die Wechseljahre eintreten, schlagen einige Experten die Östrogenbehandlung vor, besonders für Fibromyalgie-Patientinnen in dieser Situation. Dass Östrogen bei ihnen auch zentrale Wirkungen hat, zeigt sich daran, dass sie offensichtlich rascher einschlafen, längere REM-Phasen im Schlaf durchlaufen, seltener aufwachen und insgesamt länger schlafen als Frauen ohne Östrogene. Diese Wirkungen zeigen sich besonders, wenn das Östrogen in Form einer Tablette oder Pille kurz vor dem Schlafengehen eingenommen wird. Allerdings sollten die Frauen, für die diese Behandlung infrage kommt, wie alle anderen Frauen ohne Fibromyalgie auch, die Vor- und Nachteile der Hormonbehandlung in den Wechseljahren mit ihrem Arzt eingehend besprechen.

Zukünftige Richtungen in der medikamentösen Behandlung

Nicht zuletzt auch aufgrund der Aktivitäten von Fibromyalgie-Selbsthilfegruppen wird die Forschung zu diesem Krankheitsbild immer weiter intensiviert. Es gibt Rückschläge, beispielsweise Versuche mit einer regionalen Sympathikusblockade (eine Form der therapeutischen Lokalanästhesie, die nicht funktioniert), aber auch Fortschritte. Lesen Sie zunächst wieder einen Patientenbericht.

Die Autorinnen möchten mit dem folgenden Bericht einen Denkanstoß auch für die Kommunikation zwischen Arzt und Patient geben. Vorausgeschickt werden soll die Erklärung, dass Botulismus, in der Laiensprache »Wurstvergiftung«, eine lebensgefährliche Krankheit ist. Das Bakterium Clostridium botulinum bildet ein Gift, das Botulinum-Toxin, das die Signalübertragung zwischen Nerven und Muskeln unumkehrbar hemmt. Wird die Krankheit nicht behandelt, tritt in der Regel eine tödliche Lähmung (Atemlähmung) ein. Die Behandlung besteht in einem Serum mit Antikörpern gegen das Botulinum-Gift.

Hochgradig uninteressante Beobachtungen

Ich erkrankte vor zwei Jahren an Botulismus. Alle Fibromyalgie-Beschwerden wie Schmerzen, Müdigkeit, Konzentrations- und Wortfindungsstörungen, Blasen- und Darmprobleme (nach anfänglicher Lähmung), Raynaud-Symptome usw. waren für Monate verschwunden. Keine Wassereinlagerung im Gesicht, an Händen und in der Brust, keine Beschwerden vor der Regelblutung, keine Stimmungstiefs, sogar das damals zur Operation anstehende Karpaltunnelsyndrom war über Nacht weg.
Obwohl ich zunächst sehr krank war, ging es mir prächtig. Ich konnte kristallklar denken und war vollkommen ausgeglichen. Je gesünder ich langsam wurde, umso schlechter habe ich mich gefühlt.
Ärzte, denen ich davon erzählte, fanden meine Schilderung hochgradig uninteressant. Dennoch, könnte nicht die laienhafte Spekulation, dass das Botulinum-Gift an gleicher Stelle sein Unwesen treibt, an der die Fibromyalgie-Verursacher meine Lebensretter gewesen sein könnten (ich habe ohne Serum-Therapie überlebt!), möglicherweise dazu beitragen, das »missing link« aufzustöbern oder zumindest eine geeignete Behandlungsmethode zu finden? Und wenn nicht, auf einen Irrweg mehr kommt es ja auch nicht an. (H.F.)

Die Tatsache, dass die Patientin sich von einer eindeutig diagnostizierten Botulinum-Vergiftung ohne Antiserum erholte, ist bemerkenswert. Erstaunlich und ärgerlich, dass sie die Erfahrung machte, die Ärzte fanden ihre Schilderung »hochgradig uninteressant«. Möglicherweise, weil zum damaligen Zeitpunkt die Diagnose Fibromyalgie noch weniger bekannt war als heute, und möglicherweise auch, weil sie – wenn bekannt – überwiegend in der Schublade »rein seelisch« steckte.

Inzwischen mehrten sich die Hinweise auf eine mögliche Wirkung des Botulinum-Giftes, das bereits bei verschiedenen Krankheitsbildern auch als Medikament eingesetzt wird. Zum Einsatz von Botulinum-Toxin A in der Behandlung der Fibromyalgie wurde inzwischen im Journal of Rheumatology, einem international hoch anerkannten Fachblatt, eine sorgfältige wissenschaftliche Studie vorgelegt. Zunächst liegen erst wenige Fallzahlen vor, aber für einige Patienten könnte das Botulinum-Toxin eine Alternative sein.

Der Fallbericht ist ein kleines Beispiel dafür, mit welchen Schwierigkeiten Fibromyalgie-Patienten manchmal zu kämpfen haben. Die behandelnden Ärzte verfolgten mit Sicherheit keine bösen Absichten, aber ihr Verhalten musste der Patientin dennoch verletzend erscheinen.

Weitere noch neue, aber derzeit gründlicher untersuchte Behandlungsmethoden sind beispielsweise die Infusion von Calcitonin, einem Hormon, das für den Kalziumstoffwechsel wichtig ist. Diese Infusion wird für ein bis zwei Wochen einmal täglich gegeben. Selbstverständlich muss der Arzt Nutzen und Risiko abwägen.

Die Beeinflussung der Fibromyalgie-Symptome kann außer über die Serotonin-Wiederaufnahme-Hemmer wie Fluoxetin auch über das genaue Gegenteil, eine Blockade der Serotonin-Rezeptoren, versucht werden. Untersuchungen liegen vor zu Ketanserin (nicht zugelassen) und Tropisetron (Navoban®, bisher nur zugelassen für starke Übelkeit). Zu diesen Medikamenten wie auch zum selektiven Tranquilizer Alprazolam laufen derzeit Untersuchungen. Ein gezielt wirksames Medikament kann aber erst entwickelt werden, sofern es überhaupt möglich ist, wenn der Mechanismus der Fibromyalgie besser verstanden wird. Bis dahin wird die Lebensqualität durch die bereits beschriebenen Maßnahmen deutlich gebessert.

Pflanzliche Medikamente

Die bisher beschriebenen Medikamente sind »schulmedizinische« Präparate, das heißt, sie wurden klinischen Studien unterzogen, an großen Patientengruppen geprüft und dann zur Behandlung bei bestimmten Beschwerden oder Krankheitsbildern zugelassen.

Pflanzliche Medikamente werden teilweise bereits seit Jahrtausenden eingesetzt. Die stark wirksamen unter ihnen gingen schon vor langem in die »Schulmedizin« ein, beispielweise Morphium (aus Schlafmohn), Atropin (aus der Tollkirsche), Digitalis (Fingerhut). Die milder wirksamen Heilpflanzen werden in der so genannten Phytotherapie oder Pflanzenheilkunde zusammengefasst.

Die Phytotherapie hat etliche Grenzgebiete. Der Gesetzgeber unterscheidet zwischen Phytotherapeutika, traditionell angewendeten Mitteln und Nahrungsergänzungsmitteln. Vielfach werden Heilkräuter auch als Gewürze eingesetzt, z.B. Dill, Anis, Fenchel, Kümmel, Ingwer, Wacholderbeeren.

Die Unterscheidung in Pflanzenheilmittel (Phytotherapeutikum), traditionelles Heilmittel und Nahrungsergänzungsmittel hat Gründe. Ein Phytotherapeutikum muss seine Wirkung und auch seine Unbedenklichkeit nachweisen. Eventuelle Nebenwirkungen müssen in einem vernünftigen Verhältnis zur Wirkung stehen. Erst wenn diese Voraussetzungen erfüllt sind, darf die Heilpflanzenzubereitung als Medikament eingesetzt werden.

Ein »traditionell eingesetztes Heilmittel« muss diesen Wirkungsnachweis nicht erbringen, es darf für sich aber auch keine definierten Heilwirkungen in Anspruch nehmen. Nur Hinweise wie »traditionell eingesetzt für die Atemwege« sind gestattet.

Das Nahrungsergänzungsmittel muss sich keinen Wirkungs- und Nebenwirkungsnachweisen unterziehen. Die Dosierung muss einer alltäglichen Dosierung entsprechen, die z.B. in einem handelsüblichen Kräutertee erreicht wird. Heilaussagen sind auch hier nicht gestattet.

Um eine Wirkung zu erreichen, kommt es auf die Dosis und die Qualität des Pflanzenextraktes an. Deshalb ist es für Sie wichtig zu wissen, ob beispielsweise das Johanniskrautpräparat, das Sie erwerben, eine für die erwünschte Wirkung ausreichende Dosis hat. Es reicht nicht aus, einfach »Johanniskraut« anzuwenden. Das Nahrungsergänzungsmittel wird weit geringere Dosierungen enthalten als das qualitätsgeprüfte Fertigprodukt aus der Apotheke.

Der Nachweis einer tatsächlichen Wirkung eines Pflanzenpräparates ist für den Verbraucher wichtig, weil er nicht teures Geld für unwirksame Extrakte ausgeben will. Ebenso wichtig ist aber die Sicherheit, sich keinen Schaden zuzufügen. In Heilpflanzen, die speziell für Medikamente gezüchtet wurden, kann man bestimmte ungünstige Inhaltsstoffe durch die Züchtung reduzieren. So ist es nicht gleichgültig, ob Sie ein geprüftes Pestwurzmedikament einnehmen oder eines aus ungewisser Quelle, in dem eventuell der ungünstige Pyrrolizidingehalt noch höher ist als in der Heilpflanzenzüchtung.

An einen möglichen Schaden denken nur wenige Menschen, wenn sie sich für die Pflanzenheilkunde interessieren. Sie gilt allgemein als »sanft« und unschädlich. Dennoch müssen immer wieder pflanzliche Heilmittel vom Markt genommen werden oder sich zumindest einer erneuten Unbedenklichkeitsüberprüfung unterziehen. Ein Beispiel der jüngeren Zeit ist der Rauschpfeffer oder Kava-Kava. Seine Extrakte erwiesen sich als wirksamer Angstlöser, aber in seltenen Einzelfällen traten dabei schwere Leberschäden ein. Auch für pflanzliche Medikamente gilt also: Immer vor möglichen Nebenwirkungen und auch Wechselwirkungen mit anderen Medikamenten auf der Hut sein!

Das soll nicht heißen, dass nun das Kind mit dem Bade ausgeschüttet wird. Tatsächlich haben etliche pflanzliche Heilmittel mildere Wirkungen mit teilweise auch etwas verzögertem Eintritt, aber auch deutlich geringere Nebenwirkungen als synthetische Medikamente. Lediglich der kritiklose Umgang ist zu verurteilen. Bei den vermeintlich harmlosen pflanzlichen Arzneimitteln besteht immer die Gefahr, dass sie weniger ernst genommen werden als konventionelle Medikamente und deshalb leichtsinnig hoch dosiert werden.

Ein Abwägen, ob sie sinnvoll und notwendig sind, muss also auch bei Phytopharmaka stattfinden. Einen Versuch wert ist beispielsweise die innere Anwendung pflanzlicher Schlafmittel mit Baldrian, Melisse, Passionsblume, Hopfen, antidepressiv wirkendem Johanniskraut, gegen die Schmerzen gerichteter Teufelskralle und die äußere Anwendung verschiedener Heilkräuterextrakte, z. B. Fichtennadel-Bad und Retterspitz® (mit Arnika).

Beachten Sie

Johanniskraut kann – wie andere pflanzliche Medikamente auch – Neben- und Wechselwirkungen entfalten! So existieren Berichte, dass die empfängnisverhütende Wirkung der »Anti-Baby-Pille« durch Johanniskraut beeinträchtigt wurde. Das bedeutet, dass eine Frau schwanger werden kann, wenn sie gleichzeitig ein Johanniskrautpräparat und die Pille nimmt. Deshalb keine Einnahme auf eigene Faust; immer den Arzt befragen, vor allem, wenn gleichzeitig weitere Medikamente eingenommen werden!

Die rezeptfrei, vielfach sogar im Versandhandel erhältlichen pflanzlichen Präparate haben eine sehr unterschiedliche Qualität. Deshalb am besten nur von einem Kundigen verschriebene Präparate über die empfohlene Dauer in der empfohlenen Dosierung einnehmen!

Injektionsbehandlung

Weil bei der Fibromyalgie umschriebene Punkte, die »tender points«, besonders stark schmerzen, stellt sich die Frage, ob nicht durch ein Einspritzen örtlich betäubender Substanzen (Lokalanästhetika) der Schmerz beeinflusst werden kann. Allerdings sind die Erfolge dieser so genannten therapeutischen Lokalanästhesie nicht ausgesprochen durchschlagend. Ärzte wenden sie bei Fibromyalgie in der Regel nur sehr zurückhaltend an, weil auch kein dauerhafter Effekt erreicht werden kann. Die Schmerzen gehen nicht von einer örtlichen Veränderung der tender points aus, sondern das Problem liegt eher in der Schmerzverarbeitung.

Hält der Arzt bei Ihnen eine therapeutische Lokalanästhesie für Erfolg versprechend, sucht er den Punkt auf, an dem jeweils das Schmerzmaximum gefühlt wird, und spritzt ein örtlich betäubendes Mittel wie Procain hinein. Der Schmerz kann kurzfristig noch zunehmen, lässt dann jedoch deutlich nach. Sobald die Wirkung des Betäubungsmittels abebbt, treten aber auch wieder Schmerzen auf. Muskelverspannungen aufgrund von Schmerzen können sich jedoch eingeschränkt in der schmerzfreien Phase lösen, sodass auch eine Übungsbehandlung möglich werden kann.

Im Prinzip teilweise ähnliche Techniken wie die therapeutische Lokalanästhesie verwendet auch die **Neuraltherapie**. Dieses Naturheilverfahren geht von der Überlegung aus, dass Schmerzen auch durch Regulationsstörungen unterhalten werden können, die fern vom Ort des Schmerzgeschehens liegen. Solche Regulationsstörungen können nach Überlegungen der Neuraltherapie beispielsweise von Narben, Infektherden (z.B. chronisch vereiterten Mandeln), toten Zähnen nach Wurzelbehandlung usw. unterhalten werden. Die Störsignale aus diesen »Herden« werden durch neuraltherapeutische Injektionen unterbrochen. Die Neuraltherapie hat damit einen ganzheitlicheren Ansatz als die reine therapeutische Lokalanästhesie. Bevor allerdings neuraltherapeutisch umfangreiche »Sanierungen« begründet werden, ist es ratsam, eine zweite ärztliche Meinung einzuholen. Neuraltherapeutisch wird beispielsweise nicht selten eine Belastung durch Quecksilber aus Amalgam-Zahnfüllungen diagnostiziert. Es ist zwar möglich, dass tatsächlich ein erhöhter Quecksilberspiegel vorliegt, aber damit ist noch nicht gesagt, dass er an den Fibromyalgiebeschwerden beteiligt ist. Bevor man darangeht, Zahnfüllungen auszuwechseln, sollte daher der gesamte konventionelle Behandlungsumfang ausgeschöpft sein, also die physikalische Therapie, die psychologische Begleitung zur besseren Entspannung und Bewältigung der Beschwerden, die medikamentöse Behandlung und die Ergotherapie.

Psychotherapie

Zu allererst soll hier ein Missverständnis ausgeräumt werden: Wenn Ihr Arzt Ihnen eine psychotherapeutische Beratung empfiehlt, meint er nicht, Sie bilden sich die Schmerzen oder die anderen Beschwerden nur ein oder Sie seien psychisch krank und nichts sonst. Nein, er möchte, dass Sie als ganzer Mensch in allen Bereichen so unterstützt werden, dass insgesamt eine Besserung der Beschwerden eintreten kann.

Alle chronischen Störungen wirken sich auf das gesamte Gefüge von Körper, Geist und Seele aus. Wer mit einer den Alltag übersteigenden Belastung konfrontiert ist, wie sie beispielsweise der Schmerz darstellt, ist für andere Stressoren weniger belastbar. Die Möglichkeiten, mit Belastungen fertig zu werden, sind bei niemandem unbegrenzt, und es bleibt kaum Verarbeitungskapazität übrig, wenn schon Schmerzen oder weitere Beschwerden an Ihrem Nervenkostüm zerren. Umgekehrt werden sich Belastungen, die Sie außer den Fibromyalgie-Beschwerden mit sich herumtragen oder die hinzukommen, auch auf die Krankheitszeichen auswirken und sie unnötig verstärken.

Bei Fibromyalgie-Patienten ist sehr häufig eine gesteigerte Schmerzempfindlichkeit anzutreffen. Vergleichen Sie dies mit einem Migräne-Patienten: Im Schmerzanfall ist er gegenüber Licht und Geräuschen ebenfalls sehr überempfindlich; jede Kleinigkeit wird zuviel. Ähnlich ist es auch bei der Fibromyalgie, wobei es völlig unerheblich ist, was zuerst da war: der Schmerz oder die geringere Belastbarkeit bzw. höhere Empfindlichkeit.

Ständige Missempfindungen wirken sich unzweifelhaft auch auf die seelische Verfassung aus. Wie bei anderen chronischen Krankheiten ist es deshalb auch bei Fibromyalgie sinnvoll und hat sich auch als erfolgreich erwiesen, psychische Methoden anzuwenden, die hier einen positiven Einfluss nehmen.

Bereits früh nach der Diagnose ist es für den Patienten eine sehr wichtige und vordringliche Aufgabe, mit der Tatsache, dass er an einer chronischen Krankheit leidet, umgehen zu lernen. Der Patient muss sich in dieser Krankheit sozusagen so einrichten, dass dennoch ein erfülltes Leben möglich ist. Lesen Sie im folgenden Beispiel eines Mitbetroffenen, was damit gemeint ist.

Gekämpft, aufgegeben und schließlich das Glück wiedergefunden

Ich bin 24 Jahre alt und leide seit sechs Jahren an Fibromyalgie. Wie viele andere habe ich eine Ärzte-Lawine hinter mir, bis endlich die Diagnose Fibromyalgie gestellt wurde.
Anfangs machte ich den Fehler, mit allen Kräften gegen die Krankheit anzukämpfen. Denn es ist für einen jungen Menschen nicht einfach zu akzeptieren, dass man krank ist und sein Leben darauf abstimmen muss. Ich musste die Landwirtschaft, die mein Leben war, aufgeben.
Nach dem Kämpfen kam das Gegenteil: Ich habe mich selbst aufgegeben. Das war der größte Fehler meines Lebens! Es ging so weit, dass ich mit Morphium betäubt war. Heute weiß ich für mich, dass Morphium gegen Muskelschmerzen nicht hilft. Ich kam zur Erkenntnis, dass ich als Patient selbst entscheiden muss, welche Tabletten ich nehme und welche nicht. Die Entscheidung darf niemand allein dem Arzt überlassen.
Ich hatte dann das Glück, eine achtwöchige Kur antreten zu können. In dieser Zeit schaffte ich es, vom Morphium loszukommen. Heute akzeptiere ich meine Krankheit und die Erkenntnis, dass man weder kämpfen noch aufgeben darf, sondern mit der Krankheit leben kann. Ich kann heute sagen, dass ich auf dem richtigen Weg bin, mit der Krankheit umzugehen. Ich weiß, was mir gut tut und was die Beschwerden am besten lindert – manchmal sind es Medikamente, manchmal Wassergymnastik oder meine kleine Rotlichtlampe. Es hat lange genug gedauert! Ich fand den Mut, eine Selbsthilfegruppe ins Leben zu rufen. Die Gruppe tut mir sehr gut, denn ich kann mit Menschen reden, denen es genauso geht wie mir.
Heute kann ich wieder mit meinen Hunden spazieren gehen, ich habe wieder ein paar Haustiere, aber so wie früher wird es nicht mehr. Ich habe das akzeptiert und mache das Beste daraus. Ich muss mich zwar

neu orientieren und neue Hobbys finden, aber heute bin ich Gott sei Dank wieder glücklich, was ich lange Zeit nicht für möglich hielt.
Vor allem spürte ich auch, je besser ich selbst mit meiner Krankheit umgehe, desto leichter ist es für mein Umfeld, die Menschen, die mich mögen und lieben, mit mir und meiner Krankheit umzugehen.
Es war ein langer und steiniger Weg bis hierhin, aber heute sehe ich mein Leben auch mit ganz anderen Augen und glaube, das ist auch gut so. Ich habe gelernt, in jedem Schlechten auch etwas Gutes zu sehen. Denn wenn man genau hinguckt, sieht man es auch.
Timo S.

Ein langer und steiniger Weg – und dennoch hat auch dieser noch junge Mensch wieder zur Zufriedenheit gefunden.

Dieser Weg lässt sich sicherlich leichter gehen und Umwege lassen sich vermeiden, wenn hier eine Begleitung stattfindet, wenn Sie sich nicht alleine durchschlagen müssen. Das ist der Sinn einer psychischen Unterstützung, bei der der Betroffene auch das »Coping«, das Umgehen mit der Diagnose, den Symptomen und der Therapie, erlernen kann. Hier geht es also nicht um eine Psychotherapie mit dem Ziel, verborgene Störungen aufzudecken, sondern um eine unterstützende Begleitung mit dem Ziel, die chronische Krankheit besser akzeptieren und die Folgen tragen zu können.

Bei vielen chronischen Krankheiten hat sich diese Art des Herangehens bereits bewährt – beispielsweise auch bei Diabetes oder dem Ohrensausen. Anfangs mag es Ihnen möglicherweise völlig unwahrscheinlich vorkommen, ebenfalls einmal die Haltung des jungen Mannes zu erreichen, der dem Schlechten auch etwas Gutes abgewinnen kann. Eine psychologische oder psychotherapeutische Begleitung kann aber dabei helfen, dass das auch für Sie bald möglich wird. Viele Fibromyalgie-Patienten arbeiten weit über ihre Kräfte hinaus und lernen erst durch den »Wink mit dem Zaunpfahl«, auch einmal nein zu sagen, die eigenen Grenzen zu respektieren und sich anderen zuliebe nicht selbst aufzuopfern.

Sobald einmal mit den Bemühungen begonnen wurde, die Diagnose und die Krankheit zu bewältigen, werden bereits dadurch die Beschwerden erträglicher.

Beachten Sie

Krankheitsbewältigung ist somit ein vorrangiges Ziel einer psychologischen oder psychotherapeutischen Begleitung, die bereits früh nach der Diagnosestellung einsetzen sollte.

Weitere Ziele einer psychologischen oder psychotherapeutischen Begleitung sind die Schmerz- und die Stressbewältigung. Auch hierfür stehen zahlreiche Methoden zur Verfügung. Die Schmerzverarbeitung ist deshalb ein sinnvolles Ziel der Psychotherapie, weil Schmerzen erst durch die Bewertung im Gehirn, also die psychische »Beurteilung«, unangenehm werden. Ein Fakir bettet sich beispielsweise bequem auf einem Nagelbrett, weil er die entsprechenden Empfindungen völlig von der Vorstellung »unangenehm, scheußlich« abkoppeln kann.

Sie sollen nicht zum Fakir werden. Aber sinnvolle Methoden der Stressbewältigung zu lernen ist deshalb so wichtig, weil Fibromyalgie mit einer erhöhten Stressempfindlichkeit einhergeht. Dazu sind im Wesentlichen die bereits beschriebenen Entspannungstechniken geeignet. Hinzu kommen weitere Methoden, die sich danach richten müssen, was Ihnen besonders entgegenkommt. So kommen einige Menschen gut mit Visualisierungen oder »Phantasiereisen« zurecht: Wenn Ihnen ein streitlustiger Kollege im Büro Stress verursacht, stellen Sie sich vor, Sie seien an Bord eines Ufos, wo Ihnen ein Dutzend Schalthebel zur Verfügung stehen, die es Ihnen erlauben, den Störenfried wahlweise zu atomisieren, auf den Mond zu schießen, am Fußboden festzukleben oder einzuschrumpfen, und schon haben Sie sich vom Stress entlastet. Andere greifen lieber dazu, sich körperlich abzureagieren oder ein entspannendes Bad zu nehmen.

Das enge Wechselspiel zwischen Körper und Seele äußert sich auch dadurch, dass Schmerzen sofort zunehmen, wenn Sie Stress haben. Deshalb bewähren sich zur Behandlung die Verfahren der so genannten körperorientierten Psychotherapie sehr gut. Sie existieren schon lange in allen Medizinsystemen der Welt. Das chinesische T'ai Chi und Qi Gong gehören dazu, das westliche Autogene Training, die Kneipp-Therapie, auch verschiedene Massageformen, sei es die ayurvedische Massage, die Akupunktmassage nach Penzel, das japanische Shiatsu oder Verfahren, die Bewegungen einbeziehen wie Feldenkrais, Alexander-Technik oder

Tanztherapie, Verfahren, die Bewegung und Meditation verbinden wie Yoga und viele andere.

In den USA wird die sämtlichen alten Heilern bekannte Tatsache, dass Körper und Seele eng rückgekoppelt sind, heute als ganz neue »Masche« in der so genannten MBM oder Mind Body Medicine wiederentdeckt (mind: Geist, Seele, body = Körper). Die Amerikaner wiesen aber auch mit wissenschaftlichen Methoden nach, dass die unterschiedlichen MBM-Verfahren ganz deutlich zu einer Besserung der Fibromyalgie-Beschwerden führten. Die untersuchten Methoden der MBM waren übrigens nicht rein medizinischer Art, sondern umfassten:

- soziale Unterstützung, z.B. in Selbsthilfegruppen
- kognitive Verhaltenstherapie
- Meditation
- Hoffnung, Glauben
- Musiktherapie
- Hypnose
- Yoga
- T'ai Chi, Qi Gong und Aikido

Auch wenn nichtmedizinische Verfahren darunter sind, sollten Sie sich zunächst an einen gründlich ausgebildeten Psychotherapeuten wenden, denn auf dem Markt tummeln sich auch etliche Therapeuten, die fragwürdige, einfach nur zu teure, wirkungslose oder sogar sektenartige, abhängig machende Behandlungen anbieten.

Kognitive Verhaltenstherapie

Die Psychotherapie befasst sich mit zwei unterschiedlichen Behandlungsformen: den so genannten aufdeckenden Verfahren und der Verhaltenstherapie. Bei Fibromyalgie hat sich zunächst die Verhaltenstherapie und darunter die kognitive Verhaltenstherapie bewährt.

Kognition heißt Erkennen. Der Patient erarbeitet hier beispielsweise (und lernt zu erkennen), welche Situationen die Schmerzen besonders verstärken und welche Situationen die Beschwerden lindern. Ein weiterer Schritt besteht darin zu erkennen, warum beispielsweise die eine oder andere Situation besonders unangenehm bzw. angenehm ist, wie sich der Patient in diese Situation hineinmanövriert hat und wie er wieder herauskommt. Schritt für Schritt soll das Verhalten so geändert werden, dass die schmerz- und beschwerdenauslösenden Situationen verringert werden können.

Nicht nur Verhaltensmuster können einer kritischen Untersuchung unterzogen werden, sondern auch Meinungen und Einstellungen des Patienten. Eine Einstellung, die das Gesundwerden blockiert, könnte beispielsweise lauten: »Ich bin nicht liebenswert, wenn ich mich nicht bis zum Umfallen für die anderen abrackere«. Oder: »Es ist egoistisch von mir, wenn ich jetzt einmal mehr an mich denke«. Oder allgemeiner :«Ich kann an meinen Schmerzen nichts ändern«. Die kognitive Therapie versucht, solche Einstellungen aufzuspüren und in eine sinnvollere Richtung zu lenken.

Warum eine Verhaltensänderung?

Wie sich ein Mensch heute verhält, ist ein Resultat seines bisherigen Lebens, seiner Erfahrungen, dessen, was er gelernt und beobachtet hat. Diese Erfahrungen und Beobachtungen sind jedoch nicht objektiv. Lesen Sie sich zwei Varianten durch und entscheiden Sie, ob und in welche Richtung Sie sich ändern könnten.

So:

- Ich akzeptiere mich selbst so, wie ich bin.
- Ich akzeptiere meine Vergangenheit so, wie sie nun einmal war, und konzentriere mich auf die Gegenwart und die Zukunft.
- Ich liebe und achte mich selbst.
- Ich liebe und achte andere.
- Ich nehme meine Gefühle klar zur Kenntnis, achte bewusst auf sie und teile sie unmissverständlich mit.
- Ich beachte meine »innere Stimme« und kümmere mich selbst um meine Fitness, meine Gesundheit und mein Wohlbefinden.

Oder so:

- Ich kritisiere mich ständig und bin mit mir unzufrieden.
- Ich hadere mit meiner Vergangenheit und halte sie fest.
- Ich bekämpfe und kritisiere auch andere.
- Ich verstecke meine Gefühle oder ignoriere sie sogar.
- Ich verstecke die Möglichkeiten, die in mir stecken, oder ignoriere sie.
- Ich ignoriere meine innere Stimme, die Grenzen, die sie setzt, und kümmere mich um andere, aber weniger um mich selbst.

Wenn Sie sich eher in der zweiten Version wiederfinden, gibt es Anlass genug für eine Änderung – hin zum Besseren. Sie haben sicherlich gute Gründe dafür, wenn Sie sich wie viele andere eher nach der zweiten Variante verhalten, aber es gibt noch bessere Gründe, und die sind keineswegs egoistisch, um eher nach der ersten Variante zu leben. Schmerzen sind immer ein Warnzeichen, und im Fall der Fibromyalgie auch oft ein Zeichen dafür, dass dem Gesundheitsverhalten eine Korrektur gut täte.

Aber auch die aufdeckenden Verfahren können bei einigen Patienten ihre Berechtigung haben. Durch aufdeckende Verfahren kann versucht werden, den Gründen für eine bestimmte Einstellung oder ein bestimmtes Verhalten auf die Spur zu kommen. Können solche Gründe ans Tageslicht gebracht werden, lässt sich das heutige Verhalten überdenken und prüfen, ob es noch angebracht ist. Ein Beispiel: Ein kleines Mädchen, das immer nur dann Lob erhielt oder sich geliebt fühlte, wenn es Höchstleistungen brachte, wird zu einer Erwachsenen, die meint, nur liebenswert zu sein, wenn sie auch jetzt noch alle anderen in ihren Leistungen übertrifft. Sobald sie dieses Muster erkennt, wird ihr auch klar werden, dass die Liebenswürdigkeit nicht nur vom täglichen Büropensum abhängt, sondern von zahlreichen anderen Eigenschaften. Sie kann also ihre Arbeit auf das normale zu erwartende Maß reduzieren und sich so von Stress entlasten.

Niemand möchte jedoch mit unangenehmen, schmerzenden Erinnerungen konfrontiert werden; deshalb hält man sie gut unter Verschluss. Gerade solche im Untergrund wühlenden Erinnerungen sind es jedoch bei vielen Krankheitsbildern, die eine Heilung oder Besserung erschweren. Für eine Besserung oder Heilung ist es wichtig, dass sich Körper, Geist und Seele in einer guten Verfassung befinden. Eine Störgröße in einem dieser (prinzipiell untrennbaren) Sektoren erschwert es dem Organismus, ins richtige Lot zu kommen. Deshalb empfehlen Ärzte bei einigen Fibromyalgie-Patienten auch eine Gesprächspsychotherapie, um an die Wurzel von Störfaktoren zu gelangen. Hierfür ist Geduld und oftmals viel Zeit vonnöten, die aber nicht nur für die Besserung der Fibromyalgie-Symptome, sondern für die Entwicklung der gesamten Patientenpersönlichkeit eine gute Investition ist.

Einzel- oder Gruppentherapie

Wie sieht eine psychologische oder psychotherapeutische Begleitung aus? Zunächst einmal wird Sie Ihr behandelnder Arzt, sofern er nicht selbst eine psychotherapeutische (Grund)Ausbildung hat, an einen Spezialisten überweisen. Dieser findet gemeinsam mit Ihnen heraus, in welchem Schwerpunkt Sie am meisten von einer Unterstützung haben, wobei sich dies im Krankheitsverlauf auch ändern kann. Benötigen Sie eher Entspannungstechniken und welche sind das? Steht eher der Umgang mit der Diagnose im Vordergrund? Helfen Ihnen psychologische Schmerzbewältigungstechniken? Erschwert ein Beziehungskonflikt oder ein Konflikt am Arbeitsplatz Ihren Alltag?

Aus Ihrer individuellen Situation ergeben sich Behandlungsvorschläge, beispielsweise die Teilnahme an einer Gruppe oder weitere Einzelgespräche. Die Gruppe kann sehr viel Unterstützung geben. Viele empfinden es bereits als entlastend, wenn sie erkennen, dass sie mit ihrem Schicksal keineswegs allein sind. Auch treffen sich hier Menschen, die für Ihre Situation viel Verständnis aufbringen, weil sie die Schmerzen und die Reaktionen der Umwelt alle selbst kennen.

Stress- und Schmerzbewältigungstechniken benötigen, wie vieles andere im Leben, Lernen und Übung, damit sie gut funktionieren. Auch hierbei ist eine Gruppe nützlich – Fehler, die andere machen, brauchen Sie schon nicht mehr zu machen, und Fehler, die Ihnen unterlaufen, waren nicht umsonst, weil auch andere etwas davon haben, wenn der Übungsleiter näher darauf eingeht. Dennoch haben solche Gruppensitzungen nichts von Schule an sich. Ein vertrauensvoller Rahmen ist natürlich Voraussetzung.

In Einzelgesprächen können dagegen mehr Details, die Sie betreffen, bearbeitet werden. Gerade was bei Ihnen die Schmerzen verstärkt oder erleichtert, ist recht individuell. Letzten Endes sollten Sie gemeinsam mit Ihrem Therapeuten besprechen, was Ihnen am meisten dient. Vielfach wird auch eine Gruppenbehandlung mit Einzelgesprächen ergänzt.

Als Grundlage für die Gespräche können beispielsweise Aufzeichnungen in der Art eines Tagebuches dienen. Vielfach erhalten die Betroffenen auch »Hausaufgaben«, beispielsweise kleine Experimente mit gezielten Entspannungsübungen, etwas häufiger an sinnvollen Punkten »nein« zu sagen oder sich etwas häufiger zu Dingen zu überwinden, die sie sonst vermeiden (z.B. eine Gymnastikübung trotz anfänglicher Schmerzen zu beginnen). Das Tagebuch ist auch wichtig, um positive Fortschritte zu erkennen. Gerade dieser Punkt könnte im Alltags-Grau-in-Grau untergehen. Wenn Sie Wort für Wort nachlesen können, wie stark Ihre Schmerzen zu Beginn waren, erkennen Sie Verbesserungen eher.

Wichtige Hinweise zu einer Psychotherapie

Vertrauen zum Behandler ist bei einer Psychotherapie möglicherweise noch wichtiger als zu einem anderen Arzt. Deshalb muss als erste Voraussetzung die Chemie zwischen Ihnen und dem Therapeuten stimmen. Eine psychotherapeutische Beratung wird immer durch so genannte probatorische Sitzungen eingeleitet, in der Sie sich gegenseitig testen können. Erst nach diesen meist fünf Sitzungen beginnt die eigentliche Therapie. Stellen Sie vorher fest, dass Ihnen das notwendige »gute Gefühl« fehlt, sollten Sie sich an einen anderen Therapeuten überweisen lassen.

Der »Psychomarkt« ist inzwischen praktisch unüberschaubar, und seriöse Angebote existieren neben unseriösen. Ihr Hausarzt wird Sie an einen fundiert ausgebildeten Spezialisten überweisen. Wenn Sie gern zusätzlich weitere Angebote wahrnehmen möchten, sollten Sie diesen Spezialisten oder auch Ihren behandelnden Arzt um Rat fragen, ob es sich um ein seriöses Angebot handelt. Das gilt übrigens auch für weitere »alternative« Therapien. Gerade bei chronischen Krankheiten wird zu oft mit den Ängsten der Patienten gespielt oder werden falsche Hoffnungen geweckt, die bestenfalls nur unnötig Geld und Zeit kosten und schlimmstenfalls sogar schaden.

Ergotherapie

Der Begriff Ergotherapie umfasst verschiedene Bereiche wie die Beschäftigungs- und Arbeitstherapie, die bei der Fibromyalgie eher im Hintergrund stehen, sowie alle Möglichkeiten, das Bewegen im Alltag möglichst effizient, bei Fibromyalgie-Patienten also so schmerzarm und so wenig ermüdend wie möglich zu machen.

Die Ergotherapie ist vielfach Bestandteil einer Rehabilitationskur. Aber auch gemeinsam mit dem Physiotherapeuten, den Sie ambulant aufsuchen, sollten ergotherapeutische Gesichtspunkte erarbeitet werden. In der Ergotherapie trainieren Sie gezielt die Bewegungen, die mit dem Arbeitsleben und der Alltagsbewältigung in Zusammenhang stehen.

In großen Bereichen überschneiden sich die Physiotherapie (gezielte Gymnastik) und die Ergotherapie, wenn es beispielsweise darum geht, eine Haltungsschwäche zu korrigieren. Die Fehlhaltung verstärkt durch unausgewogene Muskelbelastungen die Schmerzen und man ermüdet im Arbeitsalltag dadurch wesentlich schneller. Die Fehlhaltung kann durch unökonomisches Sitzen oder Stehen verstärkt werden.

In der Ergotherapie lernen die Patienten, worauf sie an ihrem Arbeitsplatz achten müssen (Sitzfläche des Arbeitsstuhls, Beinfreiheit, Vermeiden belastender Haltungen wie bewegungsloses Stehen, häufiges Knien, Bücken, Heben schwerer Lasten usw.).

Auch ein angemessener Arbeitsrhythmus ist wichtig und wird in der Ergotherapie erarbeitet. So sollten Sie häufiger gezielt kleine Arbeitspausen einlegen und nicht erst warten, bis Sie völlig erschöpft sind. Ein kundiger Ergotherapeut weiß darüber hinaus, welche Hilfsmittel Ihnen den Alltag erleichtern können. Werden Sie aber auch selbst fündig bei der Suche nach Alternativen, sei es nach dem Büchsenöffner, mit dem Sie problemlos Konservendosen aufbekommen, der Rucksack, mit dem Sie kleinere Einkäufe transportieren, oder die Stehhilfe beim Bügeln.

Chirotherapie, Manuelle Medizin und Osteopathie

Neben Medikamenten, Operationen und Gesprächen hat sich in der Medizin relativ unbemerkt ein weiterer, recht ausgedehnter Zweig etabliert. In den USA wird er unter der Bezeichnung Osteopathie zusammengefasst. Dort gibt es neben dem Doktor der Medizin (nach abgeschlossenem Medizinstudium) auch den Doktor der Osteopathie (nach abgeschlossenem Osteopathie-Studium).

Nerven, Muskeln und weitere Strukturen des Bewegungsapparates wie Knochen, Bänder und Sehnen sowie der gesamte Organismus stehen in einem engen Beziehungsgeflecht zueinander. Das weiß kaum jemand besser als der Fibromyalgie-Patient. Aber praktisch jeder Mensch kennt die Folgen eines »steifen Halses«, einer falschen Bewegung, eines schmerzenden Kiefers oder Knies: Das gesamte Gefüge gerät in Unordnung, wobei Schmerzen, beeinträchtigtes Befinden, schlechter Schlaf usw. auftreten. Die Schmerzen in den Muskeln führen zu Verspannungen, diese wiederum zu Durchblutungsstörungen, diese wiederum wirken sich auf die darüber liegende Unterhaut und Haut aus, die sich beispielsweise gespannt und geschwollen anfühlt. Aus dieser veränderten Haut signalisieren wieder Nerven Störungen ins Rückenmark, die mit Nervenbahnen zusammengeschaltet sind, die aus den inneren Organen Impulse melden.

Haut und innere Organe stehen miteinander über die so genannten Head-Zonen im Wechselspiel, eine Tatsache, die sich die unterschiedlichsten Behandlungsverfahren wie die therapeutische Lokalanästhesie, die Neuraltherapie, die Aschner-Verfahren und andere zu Nutze machen. Aufgrund des Fakts, dass Hautzonen und innere Organe miteinander vernetzt sind, spürt der Herzinfarktpatient beispielsweise Schmerzen am linken Arm, der Gallenpatient Schmerzen im Schulterblatt.

Die Osteopathie und auch die weiteren mit der Osteopathie verwandten Verfahren versuchen, über einen Einfluss auf das Bewegungssystem solche Verschaltungen, die das Allgemeinbefinden stören, zu durchbrechen. Ihr Ziel besteht darin, Funktionsstörungen zu lindern oder ganz zu beheben, die auf Gelenkverformung, auf Blockierungen, »falschen Bewegungen«, Schmerzen, Schonhaltungen oder Haltungsfehlern beruhen.

Die Fibromyalgie mit ihren Schmerzen am Bewegungsapparat führt fast zwangsläufig zu Muskelbelastungen, wenn sie nicht sogar Ursache sind. Die Familie der osteopathischen Behandlungen, zu der Chirotherapie (im deutschen Sprachraum gleichbedeutend mit Manueller Therapie), Osteopathie und ihre besondere Unterform, die Kraniosakraltherapie, gehören, können deshalb hier vielfach sinnvoll sein.

Die Chirotherapie bzw. Manuelle Medizin ist seit 1976 »schulmedizinisch« anerkannt, und es existiert für Ärzte die Zusatzbezeichnung Chirotherapeut.

Osteopathie und Kraniosakraltherapie bieten neben Ärzten auch weitere Behandler an, beispielsweise Physiotherapeuten, Krankengymnasten und Masseure sowie Heilpraktiker. Eine sehr fundierte Ausbildung ist absolut unerlässlich, da die Methode bei nicht sachgerechter Anwendung auch einmal schaden kann.

Diagnostik und Behandlung

Die osteopathischen Methoden dienen auch der Diagnostik der Funktionsstörungen. Anders als bei einer rein orthopädischen Untersuchung geht es hier nicht nur um die reine Gelenkbeweglichkeit, z.B. gemessen in Winkeln, sondern um eine wesentlich subtilere Untersuchung, die gleichzeitig auch Beschwerden abgrenzt, die nicht dieser Methode zugänglich sind (z.B. Entzündungen). Der Patient spürt allerdings kaum, ob es sich gerade um Diagnostik oder Therapie handelt, da die ausgeführten Bewegungen ineinander übergehen.

In der Regel wird die Manuelle Behandlung ein zusätzliches Angebot für den Fibromyalgie-Patienten sein, da seine Beschwerden überwiegend nicht von einer gestörten Gelenkmobilität oder Blockierungen ausgehen. Dort, wo sie allerdings hinzukommen, sollten sie durch diese nichtmedikamentöse und kaum eingreifende Methode behandelt werden.

Wichtig ist immer das kunstgerechte Vorgehen. Ganz frei von Risiken ist auch diese hoch wirksame Methode nicht. Vor allem bei Manipulationen an der Halswirbelsäule ist ein gewisses Risiko gegeben. Die Strukturen wie Nerven und vor allem Blutgefäße sind in diesem Bereich teilweise sehr beweglich und damit unter Umständen störanfällig. Manipulationen in rascher Folge müssen unbedingt vermieden werden.

Die Manualtherapie wird von den gesetzlichen und privaten Kassen erstattet, wenn sie durch einen ausgebildeten Arzt durchgeführt wird oder wenn er sie verordnet hat und ein ausgebildeter Physiotherapeut sie anwendet.

Wie erreicht die Manuelle Medizin eine Besserung?

Die Manuelle Medizin behandelt funktionelle Veränderungen am Bewegungsapparat, also solche, die nicht durch Gelenkzerstörung hervorgerufen wurden. Damit ist die Fibromyalgie eine mögliche Heilanzeige, wenn Funktionsstörungen der Gelenke zu den Beschwerden beitragen. Sie lassen sich durch Manuelle Medizin lindern, wobei auch hier das Gleiche wie für andere Heilverfahren gilt: Sie kann beim Einzelnen helfen, aber sie hilft nicht immer und jedem. Ziel der Manuellen Medizin ist es, nach einer speziellen Diagnostik mit verschiedenen Handgrifftechniken Gelenke, Muskeln, Bänder und vor allem auch die Steuerung des Bewegungssystems über die Nerven zu normalisieren und Schmerzen zu lindern.

Die im Einzelnen angewandten Techniken sind:

- Weichteiltechniken,
- Mobilisation,
- Manipulation,

- neuromuskuläre Therapien (NMT): Behandlung der Muskulatur und/ oder Mobilisation der Gelenke unter Ausnutzung von Nervenimpulsen, beispielsweise über Reflexwege.

Die Manuelle Medizin arbeitet mit Gelenksystemen. Dazu gehören neben den Knochen auch die Muskeln, Sehnen und Zwischengelenkscheiben. Insgesamt ist aber der gesamte Bewegungsapparat ein einziges großes Netz. Beschwerden an der großen Zehe, beispielsweise ein schmerzender Ballen, werden sich über Schonhaltungen, Verspannungen usw. bis hinauf zur Halswirbelsäule auswirken. Kann durch manualmedizinische Eingriffe ein falsch eingespielter Regelkreis aus Fehlhaltungen und Schmerzen durchbrochen werden, sind vielfach erst wieder freie Bewegungen möglich. An die manualmedizinische Behandlung schließt sich deshalb in der Regel eine weitere Übung durch den Patienten nach genauer Anleitung an.

Alternative Behandlungen

Wo Schmerzen chronisch geworden sind und die an den Universitäten gelehrte Medizin nicht heilen kann, sind alternative Behandlungen meist nicht weit. Darunter befinden sich inzwischen gut untersuchte und damit durchaus seriöse Methoden, aber auch alle Schattierungen der fragwürdigen Seriosität bis hin zur Scharlatanerie. Der einzelne Betroffene kann natürlich nicht alle Behauptungen selbst überprüfen, mit denen diese Methoden angeboten werden. Fragen Sie als erstes Ihren Arzt, der allerdings auch nicht alle neuen und neuesten alternativen Methoden kennen kann. Er kann aber einen ersten professionellen Blick darauf werfen, was von einem infrage kommenden Mittel oder Verfahren zu halten ist.

Wenn Sie eine alternative Methode ausprobieren wollen, fragen Sie nach der Ausbildung des Anbieters. Seriöse Anbieter geben bereitwillig Auskunft. Unseriöse blenden möglicherweise mit hochtrabenden Hochglanzprospekten, glänzen aber weniger mit einem fundierten Nachweis ihrer Kenntnisse.

Fragen Sie immer nach dem Behandlungsziel und legen Sie ein solches fest (z.B. Schmerzlinderung um mindestens xx Punkte innerhalb yy Wochen). Führen Sie selbst ein Tagebuch, sodass Sie einigermaßen objektiv vergleichen können, ob die Methode über die Zeit tatsächlich eine Besserung bringt.

Lassen Sie sich nicht auf mindestens xy Behandlungseinheiten festlegen, die Sie im Voraus bezahlen müssen; das ist unseriös. Gruppensitzungen sind natürlich eine Ausnahme, denn der Anbieter muss zuverlässig einen Raum mieten und planen können. Seriös ist es, Ihnen keine Wunder in Aussicht zu stellen, sondern kleine Schritte in die richtige Richtung.

Verbietet die alternative Methode, die bisherige schulmedizinische Behandlung weiterzuführen, sollten Sie das dringend mit Ihrem Arzt besprechen und erst aus ärztlicher Sicht alle Nachteile eines Absetzens der bisherigen Behandlung kennen, bevor Sie sich in Abenteuer stürzen.

Eine Methode kann seriös sein, wie beispielsweise die Chirotherapie, aber durch unterschiedlich gut ausgebildete und seriöse Behandler angeboten werden. Die Chirotherapie kann Besserungen bewirken, wenn Gelenkblockierungen vorliegen, aber nur dann. Äußerste Vorsicht ist bei einer Gelenküberbeweglichkeit angeraten; diese muss durch einen Kundigen zunächst einmal diagnostiziert werden. Auch weitere anatomische Bedingungen können eine Gegenanzeige zur chirotherapeutischen Manipulation sein, weil Komplikationen drohen. Nur wenn diese Gegenanzeigen durch einen Kundigen ausgeschlossen wurden, ist die Chirotherapie sicher. Hierzu müssen teilweise weitere ärztliche Voruntersuchungen, wie z.B. ein Röntgenbild, angefertigt werden.

Bei alternativen Medikamenten ist es für Sie wichtig, den Unterschied zwischen Phytotherapeutikum (Pflanzenheilmittel) und Nahrungsergänzungsmittel zu kennen (siehe Seite 78), weil die Qualität, der Wirksamkeits- und der Sicherheitsnachweis unterschiedlich gehandhabt werden.

Bei aller kritischen Beurteilung der alternativen Methoden haben sich dennoch etliche bei vielen Patienten sehr bewährt, weil sie unsere konventionelle Medizin durch zusätzliche Aspekte bereichern. Hierzu gehören beispielsweise Verfahren der Traditionellen Chinesischen Medizin (TCM). Auch weitere Techniken wie Feldenkrais® oder »alternative« Massageformen wie die Bandscheibenmassage nach Breuss können für den Einzelnen ihre Berechtigung haben. Wichtig ist es immer, dass sie ergänzend und nicht ausschließlich in der Behandlung eingesetzt werden, dass Sie darauf achten, ob die gemachten Versprechen zur Heilwirkung auch tatsächlich annähernd eintreten, und dass die Behandlung durch einen Arzt koordiniert wird oder er zumindest von Ihren Alternativen weiß. Zudem nutzt die beste Technik nur, wenn sie sorgfältig und unter Beachtung der jeweiligen Gegenanzeigen durchgeführt wird.

Akupunktur, T'ai Chi und Qi Gong

Wie auch unser antikes Medizinsystem im Westen ruht die Traditionelle Chinesische Medizin (TCM) auf verschiedenen Säulen: der richtigen Ernährung (Diätetik), der angemessenen Bewegung, der Harmonie im geistigen und seelischen Bereich, der Kräuterheilkunde, die sich vielfach mit der europäischen traditionellen Kräuterheilkunde deckt, der Massage und, als spezifisch fernöstliche Behandlung, der Akupunktur.

Die Akupunktur hat als erste chinesische Heilmethode den Westen erobert, als eine in vielen Fällen wirksame schmerzlindernde Methode. Die Chinesen sehen sie aber als viel mehr an: als ein Verfahren, das die Energieströme lenkt und für innere Harmonie im gesamten körperlich-geistig-seelischen Bereich sorgt. Akupunkturpunkte ließen sich inzwischen wissenschaftlich als Stellen identifizieren, die sich anatomisch tatsächlich von ihrer Umgebung unterscheiden. Auch ließ sich belegen, dass die kunstgerechte Akupunktur Endorphine, also zentral schmerzlindernde Substanzen, freisetzt.

Akupunktur kann deshalb bei Fibromyalgie versucht werden. Behandler und Patient sollten sich jedoch von vornherein darüber klar sein, dass sie nicht immer hilft. Manche Akupunkteure sagen sogar, bei einem Fünftel der Patienten wirke sie überhaupt nicht. Deshalb sollte der Versuch nach fünf Sitzungen beendet werden, wenn sich überhaupt keine Besserung einstellt.

T'ai Chi oder Taiji Juan (»Schattenboxen«) und Qi Gong sind weitere vielfach hilfreiche Verfahren bei Fibromyalgie. Sie üben fließende Bewegungen und einen fließenden Atem. Dadurch wird vielfach auch eine Konzentration oder ein meditationsähnlicher Zustand erreicht. Die Gelenke und Bewegungen werden flexibler. Beide Techniken sind hervorragend auch zur Entspannung und zum »Auftanken« geeignet. Der Unterschied zu einer westlichen »Krankengymnastik« oder Entspannungstherapie besteht darin, dass sich Qi Gong und Tai Chi als ganzheitliche Methoden nicht rein auf Bewegungsabläufe konzentrieren, sondern auch Emotionen und Geist einbeziehen.

T'ai Chi wurde vor Jahrtausenden als Kampfsportart entwickelt und geheim gehalten. Die Idee bei den Bewegungen war, durch gezielte, konzentrierte Aktivitäten den Gegner zu besiegen, auch wenn er stärker ist. Einer Legende nach beobachtete der taoistische Priester Chang San Feng einen Kampf zwischen einem Kranich und einer Schlange. Dem viel schwächeren Reptil gelang es durch geduldige langsame Bewegungen, sich dem viel stärkeren Kranich zu entwinden. Den Priester inspirierte diese Beobachtung zur Entwicklung der Kampfsportart, die auch die mentale Konzentration und Vorbereitung einschloss.

Der Begriff Chi oder Qi lässt sich kaum übersetzen. Am ehesten trifft »Lebensenergie« zu, die Materie durch Energie belebt. Diese Energie muss frei fließen. Blockaden im Körper hindern diesen freien Fluss. Qi-Gong- oder T'ai-Chi-Übungen tragen dazu bei, ihn wieder zu harmonisieren. Schmerzen sind in der traditionellen chinesischen Medizin immer ein Ausdruck für eine gestörte Harmonie, und auch die westliche Medizinauffassung steht dem keinesfalls entgegen.

Bei allen Ähnlichkeiten zwischen Qi Gong und T'ai Chi unterscheiden sie sich vor allem in ihren Ursprüngen. Qi Gong ist Bestandteil des Medizinsystems, wobei auch dieses Verfahren Anleihen bei dem »mentalbetonten Kampfsport« T'ai Chi nimmt. Qi Gong ist vielfach mehr atmungskonzentriert, T'ai Chi tänzerischer. Passive Qi-Gong-Übungen werden unter der Vorstellung angewandt, Energie vom Behandler auf den Behandelten zu übertragen. Imagination (Vorstellungskraft) und Meditation sind vor allem im Qi Gong zu finden.

Feldenkrais®-Methode

Die Methoden, die der Kernphysiker Moshe Feldenkrais entwickelte, sind eher pädagogischer als medizinischer Art. Es handelt sich also nicht um eine Behandlung, sondern um Lernen. Die Techniken sollen im eigentlichen Sinn über das Wahrnehmen und Üben von Bewegungsabläufen Geist und Körper zu neuen Erfahrungen verhelfen und dadurch die Lebensqualität steigern. Das wird auch in der Bezeichnung der Gruppentherapie nach Feldenkrais ausgedrückt, die »Bewusstheit durch Bewegung®« heißt. Die zweite Feldenkrais-Methode, Funktionale Integration* genannt, ist ein Einzelunterricht.

Die Kennzeichnung durch ® lässt schon ahnen, dass bei der Verbreitung der Methode auch kommerzielle Aspekte eine Rolle spielen. Wenn der Feldenkrais-Übende sich klar macht, dass diese Methode weder eine Psycho- noch eine Bewegungs- oder Schmerztherapie ist und auch als eine solche nicht angeboten werden sollte, kann durch die Feldenkrais-Methode, die durch einen kundigen Anleiter angeboten wird, das Ziel erreicht werden, sich besser für die Signale des eigenen Körpers zu sensibilisieren. Der Übende lernt, besser wahrzunehmen, wo Verspannungen sitzen, wann (und warum) sie auftreten, wie sie sich eventuell vermeiden lassen. Obwohl es sich nicht um eine Therapie handelt, wird sie mit medizinischer Absicht auch bei anderen chronischen Schmerzen eingesetzt.

»Bandscheibenmassage« nach Breuss

Die Massage nach Breuss ist eine Rückenmassage, die sich als »energetische« Massage bezeichnet. Damit ist sie keine konventionelle, sondern eine alternative Behandlungsform. Die Bandscheiben selbst lassen sich nicht massieren, insofern ist die von Breuss selbst gewählte Bezeichnung etwas irreführend. Nach Überzeugung der Anwender kann diese energetische Massage die Bandscheiben regenerieren, was mehr als fragwürdig erscheint. Bei Fibromyalgie stehen aber die Bandscheiben nicht im Vordergrund, sondern das Lösen energetischer Blockaden, also eine ähnliche Vorstellungsweise wie in der traditionellen chinesischen Medizin.

Auch gegenüber Massagen sind Fibromyalgie-Patienten vielfach überempfindlich. Die Breuss-Massage wird im Vergleich zur klassischen Handmassage vielfach als wohltuender empfunden, da Schmerzen unbedingt vermieden werden. Die Methode kann laut Anbieter von jedem Laien in kurzer Zeit erlernt werden. Einige Behauptungen sind allerdings schlicht abenteuerlich, so beispielsweise, dass durch eine Streckung der Wirbelsäule das angewandte Johanniskrautöl in die »Wirbelsäule« eindringe und damit die Regeneration der Bandscheiben ermögliche. Durch Auflegen einer Papierschicht werde eine Art Kondensator erzeugt, über den ein heilender Energiestrom in die Bandscheiben gelange. Hinzu kommt ein »Heilmagnetisieren«, das durch Gedanken an Gott und ein dabei gesprochenes Gebet intensiviert werde.

Auch wenn Schulmediziner das alles von der Hand weisen werden, sind massierende Berührungen wohltuend und wirken schon über die »Streicheleinheiten«. Auch Glaube oder Vorstellungen von Heilkräften, seien sie magnetischer oder anderer Art, können wesentlich zur Beschwerdelinderung beitragen. Sie sollten bei dieser schulmedizinisch nicht anerkannten Methode jedoch aufmerksam bleiben, ob Sie Ihnen wirklich gut tut und hilft. Wenn ja, spricht nichts dagegen, dass Sie sich ihr unterziehen. Nehmen Sie doch eine Freundin oder den Partner mit, damit er oder sie sich die Massage zeigen lässt.

Die Kur

Sie haben erfahren, dass bei Fibromyalgie ein komplexes Bündel an verschiedenen Behandlungen, die eigene Mitarbeit und vielfach das Umstellen bisheriger Gewohnheiten notwendig sind. Um die verschiedenen Behandlungsmöglichkeiten kennen zu lernen, zu erproben, Lebensstilkorrekturen zu erlernen und zu ergründen, wie das Geflecht aus körperlichen und seelischen Gesichtspunkten beim Einzelnen zusammenspielt, ist eine Kur ideal.

In der Kur kann so konzentriert auf das Krankheitsbild und seine Auswirkungen eingewirkt werden, wie es im Alltag praktisch nicht möglich ist. Sie treffen andere Menschen, die an den gleichen Beschwerden erkrankt sind, und finden so Verständnis und Anregungen. Sie können im Abstand zum Alltag klarer sehen, wo Sie sich üblicherweise überfordern, und können erarbeiten, wie sich das in Zukunft umgestalten lässt. Sie erlernen Methoden zur Eigenanwendung, die Ihnen später im Alltag weiterhelfen.

Wie kommt man an so eine Kur? Hierzu gibt es eine gesetzliche Grundlage, die von Bundesland zu Bundesland etwas abweicht. Auf den folgenden Seiten finden Sie die Angaben für Bayern, die aber in ähnlicher Form auch bundesweit gelten.

Unterschieden werden stationäre und ambulante Kuren. Bei der stationären Kur wohnen Sie während der Maßnahmen in einer Kurklinik, bei der ambulanten Kur suchen Sie sich eine eigene Unterkunft und suchen das Kurhaus bzw. die Kurärzte in einem Zentrum (z.B. Kurmittelhaus) auf.

Weiterhin wird unterschieden zwischen einer Vorsorge- und einer Rehabilitationskur. Die Kostenträger sind im Wesentlichen die Krankenkassen und die Rentenversicherungen.

Wie kommt man zu einer Kur?

Der erste Ansprechpartner wird Ihr betreuender Arzt sein. Als erster Schritt wird der Kurantrag gegenüber der Krankenkasse formuliert. Hierzu gibt der Arzt eine Begründung an, die die verschiedenen Befunde einschließt.

Die Krankenkasse entscheidet, wer der zuständige Kostenträger ist: sie selbst oder die Rentenversicherung. Für Vorsorgeleistungen ist in der Regel die Krankenkasse zuständig.

Vorsorgeleistungen

Versicherte der gesetzlichen Krankenversicherung haben Anspruch auf ärztliche Behandlung und Versorgung mit Arznei-, Heil- und Hilfsmitteln, wenn diese notwendig sind, eine Schwächung der Gesundheit, die in absehbarer Zeit voraussichtlich zu einer Krankheit führen würde, zu beseitigen oder Pflegebedürftigkeit zu vermeiden. Reichen diese Leistungen nicht aus, kann die Krankenkasse die aus medizinischen Gründen erforderlichen ambulanten Vorsorgeleistungen in anerkannten Kurorten erbringen. Die Satzung kann zu den übrigen Kosten der Kur einen Zuschuss von bis zu 8 € täglich vorsehen (bei Mütterkuren bis zur vollen Kostenübernahme).

Bei medizinischer Begründung können die Kosten der stationären Behandlung mit Unterkunft und Verpflegung in einer Vorsorgeeinrichtung, mit der ein Versorgungsvertrag abgeschlossen ist, oder in einer Einrichtung des Müttergenesungswerkes übernommen werden. Vorsorgekuren sind grundsätzlich für längstens drei Wochen vorgesehen. Sie können vor Ablauf von vier Jahren geleistet werden, wenn sie aus gesundheitlichen Gründen dringend erforderlich sind.

Bei privat Versicherten muss die Vorsorgeleistung explizit im einzelnen Vertrag aufgeführt sein, ansonsten werden lediglich Kosten wie Arzthonorare, Medikamente, Krankengymnastik usw. übernommen, aber nicht die Unterkunftskosten.

Bei Beamten übernimmt die Beihilfe einen großen Teil der Kosten. Prinzipiell ist hier aber das Vorgehen so wie bei gesetzlich Versicherten: Der Antrag muss unbedingt erst an die Krankenkasse und an die Beihilfestelle gestellt und der Bescheid abgewartet werden.

Rehabilitationsmaßnahmen

Reicht bei Versicherten eine ambulante Krankenbehandlung nicht aus, und das ist bei Fibromyalgie früher oder später fast regelmäßig der Fall, kann die Krankenkasse aus medizinischen Gründen erforderliche ambulante Rehabilitationsleistungen erbringen. Bei medizinischer Begründung kann die Krankenkasse eine stationäre Rehabilitation mit Unterkunft und Verpflegung in einer Rehabilitationseinrichtung erbringen, mit der ein Versorgungsvertrag abgeschlossen ist. Rehabilitationskuren sind grundsätzlich für längstens drei Wochen vorgesehen. Sie können vor Ablauf von vier Jahren geleistet werden, wenn sie aus gesundheitlichen Gründen dringend erforderlich sind. Leistungen anderer Träger der Sozialversicherung (Renten-, Unfallversicherung) sind grundsätzlich vorrangig.

Bei einer Kur in einer stationären Vorsorge- oder Rehabilitationseinrichtung muss der Versicherte ab einem Alter von 18 Jahren 9 € je Kalendertag zuzahlen. Wird die Kur in unmittelbarem Anschluss an eine Krankenhausbehandlung notwendig, ist die Zuzahlung für längstens 14 Tage im Kalenderjahr zu leisten. Zuzahlungen für Mütterkuren werden nur erhoben, wenn die Kurkosten von der Krankenkasse voll übernommen werden. Eine Härtefallregelung bestimmt, wer von der Zuzahlung ausgenommen ist.

Die Bestimmungen führen regelmäßig die Formulierung »die Krankenkasse kann ...«. Sie macht das vom Antrag abhängig; eventuell muss ein weiterer, von der Krankenkasse genannter Arzt aufgesucht werden, um über den Kurantrag zu entscheiden. Auf jeden Fall muss die Zustimmung der Krankenkasse unbedingt vor der Kur vorliegen, ansonsten ist sie nicht zur Zahlung verpflichtet. Die Krankenkasse kann ebenfalls darüber entscheiden, in welche Einrichtung sie den Patienten überweist. Da es bei Fibromyalgie wichtig ist, in eine Einrichtung zu kommen, die bei der Behandlung dieses Krankheitsbildes besonders erfahren ist, können aber auch Vorschläge unterbreitet werden, sodass Sie sich vorher kundig machen sollten, wo Sie eine geeignete Behandlung bekommen. Die Selbsthilfegruppen verfügen über Adressenlisten.

Wenn auch die Krankenkassen in der Regel zunächst eine dreiwöchige Kur genehmigen, erweist es sich bei einem Krankheitsbild wie der Fibromyalgie praktisch immer als notwendig, die Dauer der Kur auf vier Wochen auszudehnen. Das stellt normalerweise kein Problem dar. Ist im Verlauf der genehmigten dreiwöchigen Kur abzusehen, dass der Behandlungserfolg nur durch eine oder mehrere weitere Wochen erreicht werden kann, wird von der Kur aus ein Antrag auf Verlängerung gestellt.

Härtefallregelung: Befreiung von der Zuzahlung

Versicherte mit geringem Einkommen sind bei unzumutbarer Belastung von der Zuzahlung zu stationären Vorsorge- und Rehabilitationsleistungen einschließlich Müttergenesungskuren befreit. Eine unzumutbare Belastung liegt bei monatlichen Bruttoeinnahmen (einschließlich der Einnahmen aller im gemeinsamen Haushalt lebender Angehörigen, auch der Angehörigen des Lebenspartners) unter 916,24 € (2001) vor. Dieser Betrag erhöht sich für den ersten im gemeinsamen Haushalt lebenden Angehörigen (auch des Lebenspartners) um 15 Prozent (2001: 343,59 €), für jeden weiteren Angehörigen um 10 Prozent (2001: 229,06 €). Eine unzumutbare Belastung liegt unter anderem auch vor, wenn der Versicherte Sozial-, Arbeitslosenhilfe oder Bafög erhält.

Eine Sonderregelung gibt es für chronisch Kranke: Wenn sie wegen derselben Krankheit in Dauerbehandlung sind und mindestens ein Jahr lang Zuzahlungen bis zur Belastungsgrenze von 1 Prozent ihres Einkommens aufbringen mussten, entfallen nach dem ersten Jahr für die Dauer dieser Behandlung die Zuzahlungen.

Entgeltfortzahlung im Krankheitsfall und bei Kur

Arbeitnehmer, einschließlich der zu ihrer Berufsbildung Beschäftigten, haben nach vierwöchiger ununterbrochener Dauer des Arbeitsverhältnisses bei unverschuldeter Arbeitsverhinderung Anspruch auf Entgeltfortzahlung, auch bei einer Kur. Die Entgeltfortzahlung läuft in der Regel für sechs Wochen in voller Höhe des Arbeitsentgelts. Gesetzlich Krankenversicherte erhalten bei weiter bestehender Arbeitsunfähigkeit anschließend Krankengeld von der zuständigen Krankenkasse. In der Krankenversicherung der Landwirte haben nur die mitarbeitenden Familienangehörigen einen Anspruch.

Der Anspruch ruht, soweit und solange der Versicherte während der Krankheit beitragspflichtiges Arbeitsentgelt oder Arbeitseinkommen hat oder Erziehungsurlaub macht, aber auch, wenn er Mutterschafts-,

Übergangs-, Arbeitslosengeld oder -hilfe, Unterhalts- oder Kurzarbeitergeld bezieht oder der Anspruch wegen einer Sperrzeit nach dem Arbeitsförderungsgesetz ruht, und zwar auch, wenn das Krankengeld höher ist als eine dieser Leistungen.

Das Krankengeld wird ohne zeitliche Begrenzung gewährt, für den Fall der Arbeitsunfähigkeit wegen derselben Krankheit jedoch für längstens 78 Wochen innerhalb von drei Jahren. Nach Beginn eines neuen Dreijahres-Zeitraumes besteht wegen derselben Krankheit ein erneuter Anspruch auf Krankengeld, wenn der mit Krankengeldanspruch Versicherte in der Zwischenzeit mindestens sechs Monate wegen dieser Krankheit nicht arbeitsunfähig und erwerbstätig war bzw. der Arbeitsvermittlung zur Verfügung stand.

Das Krankengeld beträgt 70 Prozent des erzielten regelmäßigen Arbeitsentgelts, soweit es der Beitragsberechnung unterliegt (Regelentgelt), es darf jedoch nicht höher sein als 90 Prozent des Nettoarbeitsentgelts. Vom Krankengeld sind Beiträge zur Renten- und Arbeitslosenversicherung zu entrichten. Für mitarbeitende Familienangehörige eines landwirtschaftlichen Unternehmers, die nicht rentenversicherungspflichtig sind, beträgt es für den Kalendertag ein Achtel bis ein Viertel der Beitragsbemessungsgrenze (2001 monatlich 4.448,24 €).

Wie läuft eine Kur ab, was kann erreicht werden?

Die Kur wird in verschiedene Phasen unterteilt. Zunächst, in der ersten Phase, ist es wichtig, dass der Kurende Abstand zum Alltagsstress gewinnt, Schmerzen abbaut und Vertrauen zum behandelnden Team gewinnt. Die erste Phase ist also eine Schonungs- und Erholungsphase. Hier kann die notwendige Diagnostik betrieben werden, z.B. eine Untersuchung auf sämtliche Faktoren, die die Fibromyalgie negativ beeinflussen. Das können Probleme mit dem Bewegungsapparat sein (Überlastungen oder einseitige Belastungen, Haltungsfehler, Arthrosen usw.), das kann die exaktere Abgrenzung zu weiteren, der Fibromyalgie ähnlichen Krankheiten sein (z.B. Carnitin-Mangel oder andere »Ganzkörper-Schmerzen«), wozu ein spezialisiertes Zentrum am ehesten geeignet ist.

Es ist ein Irrtum, dass sich die Schonung und Erholung auf die gesamte Kurdauer ausdehnt, denn letzten Endes soll die Kur fit für den neuen (sicherlich anderen) Alltag machen. Dazu ist in der zweiten Phase eine zunehmende Aktivierung notwendig, um in der dritten Phase schließlich zur bestmöglichen Aktivität zu kommen. Im Folgenden soll als Beispiel das Programm des deutsch-schweizerischen Fibromyalgiezentrums in Bad Säckingen vorgestellt werden.

Schwerpunkte in der Rehabilitation am Beispiel des Fibromyalgie-Zentrums Bad Säckingen

1. Herstellung eines Vertrauensverhältnisses zwischen Patient und behandelndem Team
2. Ausschalten eventueller nachweisbarer Mitursachen
3. Medikamentöse Therapie (je nach Wirksamkeit)
   - nichtsteroidale Schmerzmittel (siehe Seite 64)
   - Muskelrelaxanzien (siehe Seite 72)
   - trizyklische und andere Antidepressiva wie Serotonin-Wiederaufnahme- oder MAO-Hemmer (siehe Seite 68)
   - Serotonin-3-Rezeptorantagonisten
   - lokale Injektionen
4. Physikalische Therapie

   passiv
   - Ganzkörperkälte- oder Wärmetherapie, je nach Befund auch Massage, Elektrotherapie
   - Manualtherapie u.a.

   aktiv
   - Krankengymnastik
   - leichte Sportarten
5. Psychotherapie
   - Entspannungstherapie (Kombinationsprogramm Progressive Muskelentspannung und Autogenes Training)
   - Schmerz- und Stressbewältigungsstrategien
   - interdisziplinäre Gruppentherapie
   - Einzelgespräche
   - andere
6. Schulungsprogramm einschließlich Rückenschule und Diätberatung
7. Versuch der Lösung sozialmedizinischer Probleme und einer Wiederherstellung zwischenmenschlicher und kooperativer Beziehungen, besonders in der Familie und am Arbeitsplatz
8. Einbeziehung der Patienten in Selbsthilfegruppen

Andere Kliniken haben eventuell etwas andere Schwerpunkte. Wenn beispielsweise in Bad Säckingen vorrangig auch Serotonin-3-Rezeptorantagonisten eingesetzt werden, ist dies ein Argument dafür, wie wichtig es ist, Fibromyalgie-Zentren aufzubauen. Hier können neue, viel versprechende Behandlungen in einem kontrollierten Rahmen an größeren Patientenzahlen untersucht werden, sodass in überschaubarer Zeit aussagekräftige Daten zu erhalten sind. Das führt zu einer verbesserten Behandlung, die in dieser Art in einem Zentrum, das Kuren und Rehabilitation von der Neurodermitis über die Herzinfarktnachsorge bis hin zu Unfallfolgen anbietet, nicht zu erreichen ist.

Diese komplexe, acht gleichermaßen wichtige Behandlungsansätze umfassende Therapie ist kaum in dieser Konzentriertheit und Effektivität am Heimatort zu erreichen. Sie erfordert eine aktive Mitarbeit des Betroffenen und ein vertrauensvolles Verhältnis zwischen den einzelnen Team-Mitgliedern und dem Patienten.

Um den Patienten zu seinem eigenen Therapeuten zu machen, ist die ausführliche Schulung über die Fibromyalgie, ihre mögliche Entstehung und ihre Behandlung unentbehrlich, wobei in Bad Säckingen wegen der Bedeutung der Wirbelsäule in der Entwicklung der Fibromyalgie auch eine Rückenschule angeboten wird. Für soziale Probleme, besonders in der Familie und am Arbeitsplatz, die die Erkrankung akzentuieren könnten, werden Lösungsvorschläge erarbeitet. Dies kann beispielsweise nicht im Rahmen eines Buches wie des vorliegenden geleistet werden, denn hier führt nur ein ganz individuell ausgearbeiteter Plan zum Erfolg.

Der Einsatz von Medikamenten wie auch der physikalischen Behandlung und der Psychotherapie stützt sich auf die verschiedensten im Einzelfall erhobenen Befunde und eine breite Erfahrung mit den verschiedenen Therapieformen. Hier fließt die Erfahrung des jeweiligen Zentrums ein, aber selbstverständlich auch die Erfahrung des Patienten, der vielfach schon etliche Medikamente ausprobiert hat. Die Kur ist der geeignete Rahmen, um in enger Absprache mit dem Behandlungsteam die geeigneten Substanzen herauszufinden. Bestimmte Behandlungsformen wie z.B. verschiedene Medikamente oder die Ganzkörperkälte werden zunächst versuchsweise eingesetzt, bevor eine konsequente Anwendung folgen kann. Dies gilt auch für die körperlichen Aktivitäten im Rahmen der Krankengymnastik und leichter Sportarten, die jeweils der Leistungsfähigkeit des Patienten angepasst und dann individuell gesteigert werden.

Auch die psychotherapeutischen Maßnahmen müssen eng auf die Bedürfnisse des Patienten abgestimmt werden. Einzelgespräche sondieren, welche Hilfe hier am sinnvollsten ist. Verschiedene Methoden wie die eher körper- oder die eher gesprächsorientierten können auch parallel laufen und so gründlicher wirken. Stress- und Schmerzbewältigungsstrategien gehören in der Regel mit zum Therapiekonzept und fallen ebenso in die Kompetenz des klinischen Psychologen wie die Leitung einer Gruppentherapie, die die verschiedenen Disziplinen wie Krankengymnastik, Ergotherapie und Entspannungstherapie umfasst.

Je nach individueller Situation wird eine Diätberatung, eventuell auch eine Diätbehandlung durchgeführt, denn auch die Ernährung ist ein Faktor, der die Basis der Gesundheit bildet und damit für jede chronische Krankheit wichtig ist. Was sich auf dem Gebiet der Ernährung optimieren lässt, wird auch angegangen. Übergewicht beispielsweise ist ein gewisser Hemmschuh für körperliche Aktivität, die unbedingt wichtig ist. Untergewicht stiehlt Reserven bei Stress, Fehlernährung beeinflusst auch den Botenstoffhaushalt im Gehirn usw.

Es ist klar, dass das umfangreiche Therapie- und Schulungsprogramm ebenso wie die diagnostische Präzisierung der Erkrankung in aller Regel nicht ambulant durchgeführt werden kann. Im Fibromyalgie-Zentrum Bad Säckingen wurden die besten Erfahrungen mit einer stationären Beobachtung und Behandlung von etwa 4 Wochen gemacht. Das Zentrum empfiehlt, bei jedem Fibromyalgie-Patienten möglichst bald nach der Diagnosestellung eine solche stationäre Rehabilitationsmaßnahme durchzuführen, da hiermit am ehesten eine Besserung des Krankheitsbildes zu erwarten ist und für die Zukunft unnötige diagnostische und therapeutische Eingriffe, eventuell auch eine drohende Invalidität, vermieden werden können. Auch eine klare Begutachtung der Fibromyalgie-Patienten bezüglich Arbeits- und Erwerbsfähigkeit, die zum Aufgabenbereich des Zentrums gehört, ist nach einer solchen längeren Beobachtungszeit viel eher möglich als bei einer ambulanten Untersuchung; auch können leichter die Zusammenhänge des Krankheitsbildes mit exogenen und endogenen Faktoren erkannt werden. Da selbst heute noch etwa 8 Jahre verstreichen, bis die Diagnose Fibromyalgie überhaupt gestellt wird, ist der Wunsch nach einer baldigen Rehabilitationskur im Anschluss an die Diagnose keineswegs überzogen.

Natürlich kann das diagnostische und therapeutische Programm, wie es vorstehend geschildert wurde, nur mit einem Team versierter Spezialisten durchgeführt werden, die sich eine große Erfahrung auf dem Gebiet der Fibromyalgie angeeignet haben. Zu einem derartigen Team, das ambulant kaum organisatorisch zusammenzustellen ist, gehören Ärzte, Psychologen, Physiotherapeuten, Sozialarbeiter und Ernährungsberater.

Der Betroffene sollte sich darüber im Klaren sein, dass eine einmalige stationäre Rehabilitationsmaßnahme meist nicht zu einem Abklingen der Fibromyalgie führt. Eine konsequente ambulante Weiterbetreuung und selbstverständlich auch die konsequente weitere Eigenaktivität des Fibromyalgie-Betroffenen sind in aller Regel weiter erforderlich; die Kur ersetzt dies nicht, aber sie optimiert die Behandlung.

Fibromyalgie-Zentren sind in Deutschland noch nicht dicht gesät. Als weiteres spezialisiertes Zentrum ist das Fibromyalgie-Zentrum Bad Bocklet zu nennen. Ansonsten kommen Rehabilitationskliniken mit rheumatologischem, je nach Befund auch orthopädischem Schwerpunkt den Anforderungen, die an eine Fibromyalgie-Behandlung gestellt werden, am nächsten, auch wenn die Fibromyalgie eigentlich keine rheumatische Erkrankung ist.

Das Leben mit Fibromyalgie

Auf den folgenden Seiten finden Betroffene und Angehörige, Kollegen und Freunde Hinweise zum besseren Umgang mit der Krankheit, die über die eigentliche Therapie hinaus den Alltag betreffen.

Psychische Aspekte der Fibromyalgie

Seelische Probleme sind oft ständige Begleiter einer chronischen Erkrankung. Die Tatsache, eine Krankheit zu haben, die fortan immer Lebensbegleiter sein wird, muss zunächst einmal akzeptiert werden, was allein schon nicht leicht ist. Es bedeutet, Änderungen für sich selbst und sein Umfeld herbeizuführen. Hier stellt sich für viele Patienten die Frage: »Wie können diese Änderungen aussehen und wie kann ich sie umsetzen?« Anhand von Berichten Fibromyalgie-Betroffener können Sie sehen, wie es anderen gelang, ihr Leben mit Fibromyalgie positiv zu gestalten.

»Ich kann nicht.« Ertappen Sie sich manchmal beim Gedanken: »Ich will schon, aber ich kann einfach nicht«? Wenn Sie sagen »Ich kann nicht«, setzen Sie sich selbst Grenzen. Das muss nicht sein. Denken Sie an die Hummel. Sie hat eine Flügelfläche von 0,7 Quadratzentimetern bei einem Gewicht von 1,2 Gramm. Nach den bisher bekannten Gesetzen und Regeln der Aerodynamik ist es unmöglich, bei diesem Verhältnis von Flügelfläche zu Gewicht zu fliegen. Die Hummel weiß das nicht. Sie fliegt einfach. Also: Versuchen Sie, »ich kann nicht« abzuschaffen!

Bei der Fibromyalgie beginnt der eigentliche Kampf schon, bevor die Betroffenen eine Diagnose haben. So berichtete eine Fibromyalgie-Patientin:

> »Nach jahrelanger Odyssee von Arzt zu Arzt, von Heilpraktiker zu Heilpraktiker war ich richtiggehend erleichtert, als vor kurzem die Diagnose »Fibromyalgie« gestellt und von mehreren Seiten bestätigt wurde. Es war wahrlich keine Freudenbotschaft, aber ich wusste endlich, womit ich es zu tun habe und dass ich nun vieles selbst in die Hand nehmen muss.«

Durchschnittlich dauert es derzeit etwa 8 Jahre, bis die Diagnose »Fibromyalgie« gestellt wird.

Heute Schmerzen im Rücken, morgen eine Reizblase, am nächsten Tag Drehschwindel, dann Migräne, Schmerzen in den Armen, Probleme mit dem Darm, Sehstörungen, Müdigkeit, Schlafstörungen, Erkältungen usw. Hinzu kommen noch oft die Ängste und regelrechte Panik, an einer tödlichen Krankheit zu leiden. Diese Fülle von Symptomen und Krankheitsbildern kann nur ein erfahrener Arzt, der sich eingehend mit der Fibromyalgie beschäftigt, als zusammengehörig erkennen und zur richtigen Diagnose zusammenfassen.

Weil dies so ist, ist bei den Betroffenen ein Ärztehopping von einem Spezialisten zum nächsten fast die Regel. Nicht zu vergessen sind die Therapeuten, Heilpraktiker, Heiler und darunter auch viele wenig seriöse Angebote, die in Anspruch genommen werden, um diese vielen Beschwerden endlich in den Griff zu bekommen. Verzweiflung und Ängste gesellen sich hinzu, weil den Betroffenen oft nicht geglaubt wird. Aussagen wie: »Bringen Sie Ihre Psyche in Ordnung, und es geht Ihnen wieder gut« oder »Sie sehen so gut aus, Sie können gar nicht krank sein. Sie bilden sich alles nur ein«, sind keine Seltenheit.

Schmerzen sind etwas sehr Subjektives. Wer sie nicht hat, kann kaum nachvollziehen, was sie bedeuten. Zudem sind Schmerzen in der Muskulatur unsichtbar, es gibt keine äußerlichen Veränderungen. Also existieren sie für viele nicht. Ganz anders als beispielsweise die Liebe: Auch sie ist unsichtbar, aber jeder Mensch kennt sie, fühlt sie und glaubt an sie. Aus diesem Grund ist es für viele Fibromyalgiker eine Erlösung, wenn ihnen die mannigfalten Beschwerden endlich geglaubt werden und einen Namen haben.

Wie sag ich's meinem Umfeld

Die Diagnose steht fest. Unter Fachleuten ist die Fibromyalgie als Krankheitsbild seit 1990 offiziell bekannt, und ihre Kenntnis verbreitet sich vielleicht etwas langsam, aber dennoch immer stärker bei den niedergelassenen Ärzten. In der Bevölkerung ist sie immer noch ein Phantom – nie gehört. Deshalb ist kaum mit verständnisvollem Nicken zu rechnen, wenn Sie Ihrem Umfeld die Diagnose mitteilen.

Wem sollen Sie überhaupt davon berichten? Allen Menschen, auf deren Zusammensein mit Ihnen sich die Krankheit auswirkt.

Am Arbeitsplatz ist es wichtig, dass zunächst einmal alles ergonomisch optimiert wird, vom Stuhl über den Sitzplatz (Stehplatz?) bis zum Lichteinfall. Hierbei sollten Sie Ihre Diagnose mitteilen. Alles, was Muskelschmerzen verschlechtern kann, muss beseitigt werden. Einseitige körperliche Belastungen sollten Sie so weit wie möglich vermeiden, wobei über Abänderungen des Arbeitspensums, mögliche mechanische Hilfen usw. nachgedacht werden muss, am besten gemeinsam mit dem Betriebsarzt.

Zur »Aufklärung« der Mitmenschen kann Ihnen der folgende Bericht einer Betroffenen als Anregung dienen. Jeder hat aber sicher seinen eigenen Kommunikationsstil. Was Sie vermeiden sollten, ist eine Verpflichtung Ihrer Mitmenschen, auf Sie Rücksicht nehmen zu müssen; stattdessen sollten Sie klar und unmissverständlich mitteilen, was Sie derzeit leisten und was Sie nicht leisten können. Wenn Sie etwas nicht leisten können, weil es Ihre Grenzen übersteigt, dann unterlassen Sie es konsequenterweise auch, sonst denken Ihre Mitmenschen: »So schlimm ist es ja wohl nicht.« Aber Sie können und sollen durchaus Ihre Mitmenschen um Hilfe bitten, der viele gern nachkommen, wenn sie sich nicht dazu gezwungen fühlen. Das Gegenüber möchte nur die Krankheit nicht als »Waffe« erleben.

Eine unaussprechliche Krankheit

»... muss ich Ihnen leider mitteilen, dass Sie an Fibromyalgie erkrankt sind.« Fibro ... was? Vor der Praxistür habe ich mir den Namen schnell auf die Rückseite des Parkscheins geschrieben, damit ich das Wort bis zum Auto nicht schon wieder vergesse: F wie Faulheit, I wie Idylle, B wie Bussi, R wie Radieschen, O wie Obelix, M wie Muskelkater, Y wie Yeti, A wie Aberwitz, L wie lustig, G wie garstig, I wie immerdar, E wie Einbildung. Zu Hause angekommen habe ich mich erst mal im medizinischen Wörterbuch kundig gemacht. Die Ausbeute war mager, aber als ich zu Bett ging, kam mir das Wort schon ohne Stolpern über die Lippen: Fibromyalgie, Fibromyalgie. Der sprachliche Umgang wurde immer lässiger. Wenn andere sagten »Ich habe Hunger«, konnte ich locker kontern: »und ich habe Fibromyalgie«. Fibro ... was?
Nach der Diagnose wuchs aus meinem Himmelchen ein weiter Horizont – sprachlich gesehen. Welch kreative Wortschöpfungen gibt es zu

unserer Erkrankung: Fibromylalgie, Fibrallergie, Fieberalgie .... Ehrenwort, alles nicht meine Erfindung.
Irgendwann habe ich aufgehört zu lachen. Und ich habe auch nicht mehr gesagt: so eine Art Rheuma. Und »Schmerzen überall« kann der andere auch kaum glauben; da liegt für den Unkundigen der Verdacht der maßlosen Übertreibung nahe.
Seitdem spreche ich den Namen meiner Erkrankung deutlich und präzise aus: Fi – bro – my – al – gie. Und zusätzlich kann mit »Faser-Muskel-Schmerz« und einer kurzen Erläuterung das Gegenüber vielleicht etwas anfangen. Aber bitte nicht weitschweifig werden! Sollte der Gesprächspartner irgendwann ins Wort fallen und vom verregneten Urlaub oder über den angebrannten Rollbraten sprechen, dann weißt du: Jetzt bin ich zu weit gegangen.
Vor 20 Jahren waren auch Name und Krankheitsbild der Multiplen Sklerose (MS) nicht im öffentlichen Bewusstsein und allgemeinen Sprachgebrauch vorhanden. Sorgen wir deshalb durch präzise Sprachverwendung und gezielte Öffentlichkeitsarbeit dafür, dass der Name und die Symptome unserer Erkrankung nicht erst in 20 Jahren zum gedanklichen Allgemeingut gehören.
Wir haben Fibromyalgie. Fibro ... was? My – Muskel, -algie – Schmerz. Also doch Muskelkater? Dann ab in die Sauna! Und morgen ist die Welt wieder in Ordnung.
P.S. Sie haben einen Rentenantrag gestellt? Aber doch bitte nicht wegen Muskelkater! Fibro ... was?
PPS. Sie legen Widerspruch ein? Ja, waren Sie denn immer noch nicht in der Sauna?
U.B.

So beteiligen Sie andere

Die Psychologin Barbara Berckhan gibt Anleitungen zur Selbstbehauptung, die auch Fibromyalgie-Patienten gut für sich verwenden können. So geht es für Sie beispielsweise darum, sich Aufgaben vom Hals zu schaffen, die im Lauf der Zeit an Ihnen hängen blieben, die aber ebenso gut andere erledigen können. Wie Sie das anstellen?

- Als erstes sollten Sie sich überlegen, welche der tausend kleinen und größeren Pflichten im Haushalt, im Alltag und im Kollegenkreis jemand anderes als immer nur Sie erledigen könnte. Vielleicht sind Ihre Kinder inzwischen größer, vielleicht wurde eine elektrische Apparatur erfunden, vielleicht braucht Ihr Partner mehr Bewegung, weil er beleibter wurde?

- Nun braucht es Ihren Mut und Ihre Entschlossenheit, gepaart mit Ruhe und Sachlichkeit, Ihren Mitmenschen mitzuteilen, dass Sie Ihren Aufgabenkreis reduzieren müssen und neu verteilen wollen. Wenn Sie den anderen gegenüber Vorwürfe, Jammern oder Anklagen vermeiden können, und wenn Sie fest und bestimmt bleiben, funktioniert das am besten. Sie selbst dürfen keinen Zweifel haben und keinen Zweifel spüren lassen, dass Ihr Entschluss fest steht.
- Bieten Sie Verhandlungen an – aber nur innerhalb der Grenzen, die Ihnen möglich sind. Vielleicht können Sie andere Aufgaben übernehmen, die körperlich weniger anstrengen, z.B. regelmäßig den Familienwagen durch die Waschanlage fahren, aber nicht mehr die schwere Papiermülltonne an die Straße rollen.

Natürlich wird Ihr Umfeld sich nicht mit Begeisterung auf die neuen Aufgaben stürzen. Vorwürfe, Jammern und Anklagen werden auf Sie einstürmen, aber von Ihnen abprallen, weil Sie beharrlich und unerschütterlich bei dem bleiben, was Sie als unbedingt sinnvoll erkannt haben.

Wenn andere Ihre bisherigen Aufgaben übernehmen, erledigen sie das auf ihre eigene Art, die von Ihrer Art abweichen wird. Wahrscheinlich werden sie weniger perfekt, gründlich, rasch und effektiv verrichtet. Hier müssen nun Sie Abstriche machen. Mit Ihrer eigenen Perfektion beuten Sie sich aus; respektieren Sie aber bitte, wenn andere sich nicht ebenso ausbeuten. Es gibt verschiedene Arten, Pflichten zu erledigen. Lernen Sie davon!

Wer eine Aufgabe neu übernimmt, wird schon deshalb erst einmal keine perfekten Ergebnisse liefern. Vielleicht wird etwas vergessen, vielleicht geht etwas kaputt. Das ist ein Übergang. Falsch wäre es, die einmal delegierten Aufgaben selbst wieder zu übernehmen. Lassen Sie den anderen Zeit, sich in die Aufgaben einzuarbeiten. Jeder ist lernfähig! Und wenn Ihre Mitmenschen feststellen, dass Sie ihnen die Aufgaben nicht mehr abnehmen, selbst wenn sie sich dabei mehr oder weniger absichtlich ungeschickt anstellen, dann fügen sie sich auch in ihr neues Schicksal.

(Den Ehemann der Nachbarin sah man nur ein einziges Mal Unkraut jäten. Er riss systematisch alles grün aus dem Erdboden Ragende heraus. Fortan musste die Nachbarin wieder selbst werkeln, weil sie auf diesen billigen Trick hereingefallen war.)

Wenn Ihnen jemand komisch kommt

Vielfach können Mitmenschen die Beschwerden eines Fibromyalgie-Betroffenen nicht nachvollziehen. Blöde, abfällige und abwertende Bemerkungen sind dann oftmals nicht weit. Im Prinzip ist das ein Ausdruck der Hilflosigkeit, aber dennoch ärgern Sie sich oder fühlen sich gekränkt. Auch dagegen kann man sich Strategien zulegen.

Die Psychologin Barbara Berckhan empfiehlt hierzu einige Tricks, wie beispielsweise den Samaritertrick, mit dem Sie Ihr Gegenüber überrumpeln. Wenn Ihnen jemand mit einer unmöglichen Behauptung kommt, kontern Sie großzügig: »Ich stimme Ihnen gern zu, wenn es Ihnen dadurch besser geht.«

Wenn diese Überrumpelung unangebracht ist, können Sie auch einfach vom Thema ablenken. »Da fällt mir gerade etwas ganz anderes ein. Wissen Sie, was mir beim Kuchenbacken neulich einfiel?« Oder wählen Sie ein Sprichwort, das gerade völlig unpassend ist. Sie werden beispielsweise attackiert, Sie seien wohl einer von den ganz Arbeitsscheuen und entgegnen: »Jaja, eine Schwalbe macht noch keinen Sommer.« Sie lenken Ihr Gegenüber ab, vor allem aber auch sich selbst. Sie können natürlich auch eine Bemerkung mit Absicht einfach akustisch nicht verstehen. »Sicher, natürlich bezahle ich Arbeitssteuer«. Oder Sie drechseln ein nettes Kompliment: »Ich bin ganz beeindruckt, wie fließend Sie Worte aneinander reihen können!«

So etwas lohnt sich aber nur, wenn Sie von Ihrem Gegenüber nichts wollen oder brauchen. Einem Gutachter, der Sie verärgert, so zu kommen, bringt natürlich außer weiterem Ärger nichts.

Falls Sie sich in einer Situation aufregen, die für das Erreichen eines Zieles wichtig ist, sollten Sie Ihren Ärger unmissverständlich zeigen, aber unbedingt kontrollieren. Zeigen Sie ihn mit einer Art »Imponierhaltung«: Machen Sie sich groß und breit, statt klein und verhutzelt im Stuhl zurückzurutschen. Lächeln Sie auf keinen Fall, wenn das Ende der Freundlichkeit für Sie erreicht ist. Verändern Sie die Lautstärke Ihrer Stimme – Sie werden »gefährlich leise«, wenn Sie vorher klar und laut genug waren; Sie werden lauter, wenn Sie sich vorher vornehm zurückhielten.

Außer Kontrolle zu geraten steigert die Gefahr, dass Ihre Felle davonschwimmen. Wer verletzende Ausdrücke verwendet, begibt sich in eine angreifbare Position. Teilen Sie lieber klipp und klar mit, was Sie wünschen und worauf es Ihnen ankommt. Viel zu oft reden Menschen unnötig aneinander vorbei, erwarten Gedankenleserei oder beginnen erst beim vierten Mal zuzuhören.

Benutzen Sie Ärger als Energiequelle! Er feuert Ihren Veränderungswillen an. Nutzen Sie das kreativ, aber nicht destruktiv aus.

Krankheitsbewältigung

Im Allgemeinen kann eine Sache nur bewältigt und in Angriff genommen werden, wenn man sich gut informiert, die richtige (positive) Einstellung hat, Änderungen plant und auch durchführt. Im Fall der Erkrankung Fibromyalgie ist das Wissen darüber, was im Körper abläuft, äußerst wichtig, da es Angst nehmen kann und deutlich macht, dass eine Umstellung des Lebens notwendig wird. Es gibt inzwischen reichlich Fachliteratur, einen Bundesverband und Selbsthilfegruppen, die mit Rat und Tat zur Seite stehen.

Wer sich und auch seine Beschwerden nicht akzeptiert, kämpft gegen sich selbst und gerät mit der Zeit in einen Teufelskreis aus Frust, Angst, Hoffnungslosigkeit, Schmerz, Depressionen und letztendlich in soziale Isolation.

Der Optimist sagt: »Das Glas ist noch halb voll«, der Pessimist hingegen: »Das Glas ist halb leer«.

Eine Fibromyalgikerin schreibt u. a. in ihrer persönlichen Geschichte:

»Ich freue mich sehr, dass ich nun keine Ängste mehr haben muss, eventuell im Rollstuhl zu landen, weil mich extreme Schmerzen oder eine Arthrose dazu zwingen würden.

Ich freue mich, dass ich nun weiß, dass ich mir mehr Ruhe und Entspannung gönnen muss und dann auch mit Linderung rechnen kann.

Ich freue mich, dass ich in all den zurückliegenden Jahren kämpfen konnte, stets verantwortungsvoll berufstätig war und ich mich somit auch nicht meinem Leiden hingegeben habe!

Ich freue mich, dass es sich im Nachhinein als richtig erwiesen hat, dass ich trotz Schmerzen körperlich aktiv wurde und dann jedes Mal festgestellt habe, dass es mir hinterher besser ging!«

Eine andere Fibromyalgie-Patientin berichtet:

»Die Krankheitsbewältigung bzw. das Wissen, das man hat, hat mir die Bewältigung dieser schlimmen Krankheit leichter gemacht. Seit ich weiß, was die Ursache meines Leidens ist, komme ich selber gut mit mir zurecht. Es war ein 25 Jahre langer Leidensweg, und die Erkenntnis kam erst spät.«

Die Abbildungen 6 und 7 sollen verdeutlichen, wie sich eine Positiv- oder Negativ-Spirale unter dem Einfluss des Betroffenen selbst aufbauen kann.

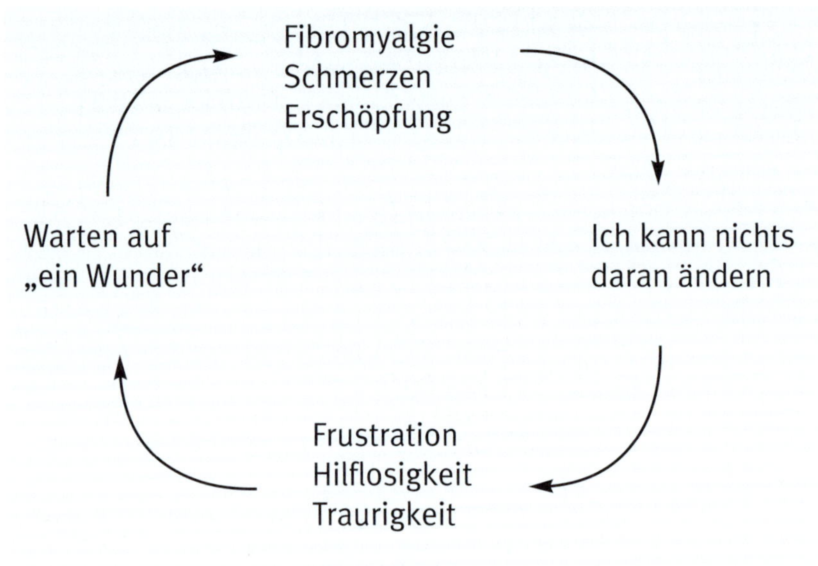

Abb. 6: Die Opferrolle führt in eine Negativspirale (Quellenangabe siehe Abb. 7)

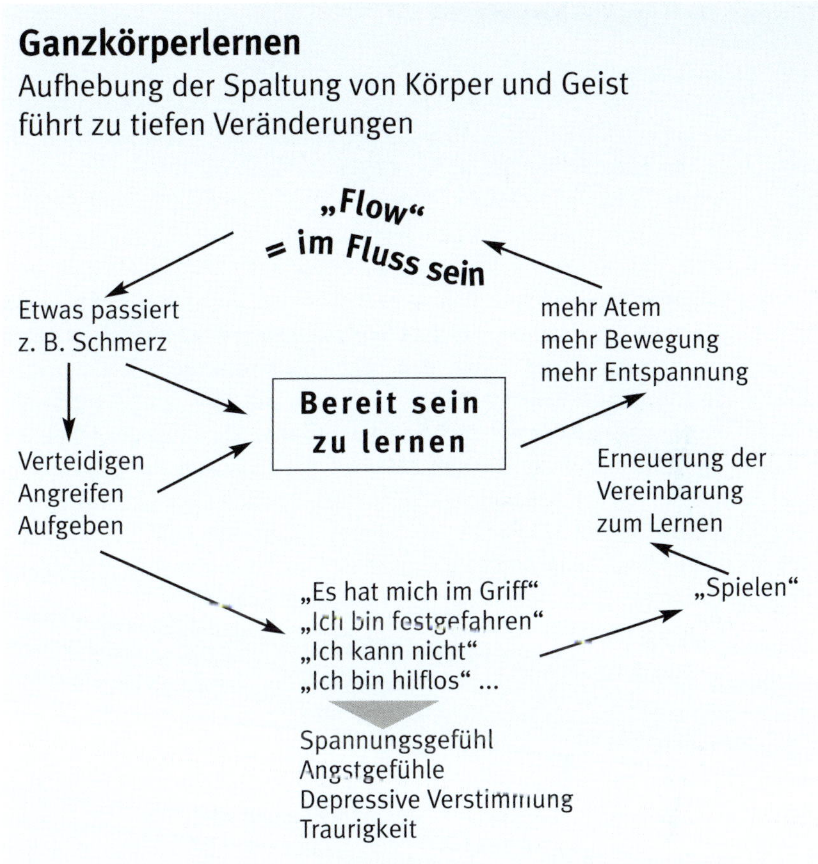

Abb. 7: Lernbereitschaft und neue Erfahrungen weisen den Weg in eine Positivspirale (Quelle: Claudia Sigl, Dipl.-Psych., LU München. Mit freundlicher Genehmigung aus der Mitgliederzeitschrift »Optimisten« der Deutschen Fibromyalgie-Vereinigung (DFV) e.V., Ausgabe 4/2001, 6. Jahrg.)

Es ist also der richtige Weg, »mit der Fibromyalgie« optimistisch Veränderungen herbeizuführen, auf die innere Stimme zu hören und sich intensiv um die Gesundheit und das Wohlbefinden zu kümmern. Die Vergangenheit wird akzeptiert, aber die Konzentration auf die Gegenwart und die Vorsorge für die Zukunft dürfen nicht auf der Strecke bleiben.

Klippen im Krankheitsverlauf

Fibromyalgie kann eher erträglich oder auch schwer verlaufen, wodurch die körperliche und auch die seelische Verfassung mehr oder weniger stark beeinträchtigt wird. Wie bei anderen chronischen Krankheiten sollten Sie versuchen, die Zügel in der Hand zu halten und sich nicht von der Krankheit das Leben diktieren zu lassen. So hat beispielsweise die Mitgliederzeitschrift der Deutschen Fibromyalgie-Vereinigung den bezeichnenden Titel »Optimisten«. Lassen Sie sich davon anstecken, denn die psychische Verfassung hat einen riesigen Anteil an der Schwere der Krankheit. Trotz allem haben etwa die Hälfte der Betroffenen Schwierigkeiten oder sind gar nicht in der Lage, zumindest zeitweise, den Alltag zu bewältigen. Schätzungen zufolge sind es 30–40 Prozent der Betroffenen, die ihre Arbeit wechseln müssen oder sogar in Rente gehen. Auf der anderen Seite mindern sich die Beschwerden bei mindestens einem Viertel der Patienten innerhalb von zwei Jahren auf ein gut erträgliches Maß. Dieser Anteil lässt sich unter den Patienten vergrößern, die aktiv an einem Krankheitsbewältigungs-Programm teilnehmen, das auch regelmäßige und konsequente Bewegung und »psychische Tricks« zur Krankheitsbewältigung umfasst.

Wegen der Schmerzen, der Stimmungsbeeinträchtigung und der Schlafstörungen sind Fibromyalgie-Patienten anfälliger für einen schädlichen Missbrauch von Medikamenten, Alkohol oder auch eher harmlosen, die Krankheit aber torpedierenden Substanzen wie Koffein. Bleiben Sie in dieser Hinsicht aufmerksam. Falls Sie glauben, Sie seien abhängig, sollten Sie das beim Arzt ansprechen. Zeichen hierfür sind:

- Sie brauchen immer höhere Dosen der Substanz, um eine gleich bleibende Wirkung zu erreichen.
- Sie kommen ohne die Substanz nicht mehr durch den Alltag.
- Ihre Gedanken kreisen immer stärker darum, wie Sie sich die Substanz beschaffen.

Der Weg in einen Missbrauch ist keine Einbahnstraße – es gibt auch wieder ein Heraus, vor allem, wenn Sie eine vernünftige Unterstützung erhalten. Besser ist es, wenn Sie es gar nicht so weit kommen lassen.

Tipps im Umgang mit der Erkrankung

Professor Dr. Man (Winnipeg) formulierte aufgrund seiner Erfahrung mit unzähligen Betroffenen ein Dutzend Tipps für Fibromyalgie-Patienten.

Bei akuten Krankheiten bietet der Arzt eine oder mehrere Behandlungen an, der Patient (übersetzt: »der Erduldende«) ist überwiegend passiv. Bei chronischen Krankheiten ist jeder Betroffene sehr gut beraten, wenn er die Rolle des persönlichen Leibarztes selbst übernimmt und sich aktiv beteiligt – das kann ihm niemand abnehmen. Aber auch hier ist noch kein Meister vom Himmel gefallen. Information und Erfahrung sind auch in der Selbsthilfe die nützlichsten Begleiter.

Hier die Tipps von Professor Man:

Akzeptiere die Diagnose und plane die für dich angemessene Behandlung...
... denn du selbst weißt am besten, wie sich die Krankheit bei dir auswirkt und was am besten helfen kann.

Sei geduldig! Auch Rom wurde nicht an einem Tag erbaut. Der jetzige Zustand ändert sich nicht von heute auf morgen ...
... und alles braucht seine Zeit: das Herausfinden der geeigneten Behandlung, deren Ansprechen, das Erfahrung-Sammeln mit verschiedenen Therapien und Hilfestellungen, das Ändern von Lebensgewohnheiten. Viele kleine Schritte führen sicherer zum Ziel als einzelne große!

Passe deine Lebensgewohnheiten deinen Schmerzen an ...
... denn der Klügere gibt nach.

Setze dir klare, erreichbare Ziele für Arbeit, Erholung und gesellige Aktivitäten ...
... und bleibe unbeirrbar in ihrer Verfolgung!

Statt Energie für Ärger über deinen jetzigen Zustand zu verschwenden, nutze diese Energie lieber für eine Lebensumstellung ...
... denn die wirst du dafür brauchen.

Versuche gemeinsam mit dem Arzt deines Vertrauens die Medikamente so weit wie möglich zu reduzieren ...
... und auch hier führen kleine Schritte sicherer zum Ziel!

Entspanne dich! Verspannung ist nicht nur seelisch, sondern wirkt sich auch körperlich aus ...
... und verspannte Muskeln steigern die Schmerzen.

Erhalte deine Beweglichkeit, auch wenn es überall schmerzt ...
... denn mehr Bewegung überwindet einen guten Teil der Schmerzen.

Bremse dich selbst und lerne, auch einmal nein zu sagen ...
... denn Überforderung macht sich durch noch mehr Schmerzen bemerkbar.

Suche Unterstützung, keine Sympathie ...
... denn aktive Hilfe ist nützlicher als passives Bemitleiden.

Werde aktives Mitglied in einer Selbsthilfegruppe ...
... denn das bedeutet nicht nur, den Stier bei den Hörnern zu packen, sondern gemeinsam etwas zu bewegen, Erfahrungen auszutauschen, immer weiter zu lernen, zu erfahren, wie andere mit der Krankheit fertig werden, Verständnis zu finden und unzählige Gründe mehr.

Behalte deine positive Einstellung ...
... denn die Einstellung färbt alle Empfindungen ein.

Fibromyalgie und Partnerschaft

Ein Fibromyalgie-Betroffener berichtet:

»Fibromyalgie – dieser Krankheitszustand kann im Zusammenleben mit Angehörigen und anderen wohlmeinenden Helfern nicht für sich allein gesehen werden. Dass ein Betroffener, der oft nicht weiß, wie er über die Runden kommen soll, die Zuwendung und das Verständnis seiner Partnerin bzw. seines Partners braucht, steht außer Frage, und so werden die Menschen des Umfeldes zu Mitleidenden. Sie werden in ihrer Lebensweise, Lebenserwartung, Lebenserfüllung und Lebensqualität beeinträchtigt – und das auf Dauer. Wer kann und will das schon? Der Fibromyalgie-Betroffene kann Verständnis für seine Situation erwarten. Der Partner bzw. die Partnerin kann/muss aber umgekehrt auch Verständnis vom erkrankten Partner erwarten. Jede Selbstlosigkeit hat ihre Grenzen.«

Am wenigsten Enttäuschungen gibt es, wenn der Patient selbst aktiv wird.

»Meiner Meinung nach liegt das Hauptproblem beim Patienten. Er muss lernen umzudenken. Nicht Fürsorge und Zuwendung erwarten oder gar einfordern, nein, er muss sich auch Gedanken darüber machen, wie kann ich das Wohl, die Lebensfreude und -qualität meiner Umgebung erhalten und fördern.«

Realistischerweise ist es nicht selten, dass gesunde Partner kein oder allzu wenig Verständnis für ihren erkrankten Lebensgefährten aufbringen, und Betroffene berichten, dass sie verlassen wurden. Passt ein chronisch kranker Mensch nicht mehr in das moderne, am Erfolg orientierte Weltbild?

»Wegen meiner Erkrankung ist meine 23-jährige Ehe zerbrochen«,- schreibt eine Betroffene. Weitere Fibromyalgie-Patienten berichten, dass sich im Laufe der Erkrankung einiges in ihrer partnerschaftlichen Beziehung geändert hat:

»Ich leide sehr darunter, dass ich ihm keine vollwertige Partnerin mehr sein kann (er sicher auch, auch wenn er mich das nicht spüren lässt). Das fängt damit an, dass ich meinen häuslichen Verpflichtungen nicht mehr so nachkommen kann, wie ich gerne möchte. Ich kann auch bei vielen ehemals gemeinsamen Aktivitäten, die mir Spaß gemacht haben, nicht mehr mitmachen.«

Fibromyalgie und Sexualität

Wenn wir das Thema Partnerschaft ansprechen, sollte auch die Sexualität mit einbezogen werden. Viele Fibromyalgiker berichten, dass sich teilweise Lustlosigkeit oder eine verminderte Empfindungsfähigkeit eingeschlichen hat. Dies ist von den Betroffenen selbst nicht einfach zu verkraften und belastet natürlich auch die Beziehung zum Partner.

Hier einige Kommentare von Betroffenen:

»Sexualität mit der Erkrankung ist nicht immer so einfach, wenn einem alles weh tut. Im Hinterkopf habe ich panische Angst. Ich kann es meinem Mann sagen, da er sehr rücksichtsvoll ist.«

»Bei uns ist Sexualität, im Gegensatz zu früher, insgesamt wesentlich mehr mit Frust als mit Lust besetzt. Jahrelang wusste ich ja selbst nicht so richtig, woher meine ›Unlust‹ kam. Ich war einfach müde, mir tat immer etwas weh und der Gedanke an ›Sex‹ war so weit weg wie der Mond. ›Sexualität‹ hängt wie eine dunkle Wolke über unserer sonst wirklich guten Beziehung. Es fällt mir sehr schwer, darüber zu schreiben, weil dieses Thema mir auch in der Seele weh tut. Es kamen auch schon Themen wie Frigidität, Verweigerung, Erpressung oder Mangel an Liebe zur Sprache.«

»Durch die Einnahme von Medikamenten nicht mehr so häufig, dafür intensiver, ansonsten keine Einschränkungen.«

»Körperpflege heißt nicht nur, waschen, rasieren, cremen – Körperpflege heißt auch Organpflege. Sonst stirbt beim Partner die Lust und wird zum Frust.«

Bei Schwierigkeiten wie den beschriebenen kann es oftmals helfen, mit dem Partner offen zu sprechen. So lassen sich Wege finden, wie trotz der Krankheit eine für beide zufrieden stellende Sexualität möglich wird. Vor allem sollten Beschwerden in diesem Bereich dem behandelnden Arzt gegenüber angesprochen werden, denn auch hier bieten sich Möglichkeiten der Behandlung. Je mehr der Partner mit einbezogen wird, desto besser ist es für die Beziehung.

Tipps für Angehörige, Freunde, Kollegen

Der Umgang mit Schmerzen ist auch für die Menschen, die dem Betroffenen nahe stehen, nicht ganz einfach. Nichts ist zu sehen, und wer nicht selbst ähnliche Schmerzen einmal erlebt hat, hat keine Anhaltspunkte sich vorzustellen, wie man sich fühlt. Darüber hinaus rufen Schmerzen und unsichtbare Beschwerden Angst und auch Abwehr hervor. So berichtet eine Betroffene:

»Bei einigen Mitgliedern meiner Familie spüre ich ein gewisses Desinteresse oder ›Müdigkeit‹ meiner Krankheit gegenüber, vielleicht ist es ja auch Hilflosigkeit? Ich habe das Gefühl, sie möchten eigentlich nichts darüber hören. Ich bekam sogar schon die Schuldzuweisung, etwas wie die Umkehrung von ›In einem gesunden Körper wohnt ein gesunder Geist‹, dass es also an mir liegt, wenn ich krank bin. Und dass eine Krankheit, die man nicht beachtet, von alleine wieder verschwindet.
Bei den Freunden läuft es ganz ähnlich wie in der Familie. Freunde sind nicht mehr viele verblieben. Mit mir kann man ja nichts mehr unternehmen.
Hierzu möchte ich bemerken, dass ich kein Mitleid möchte. Für mich ist es eine Tatsache, dass ich Fibromyalgie habe, sie gehört zu meinem Leben und somit zumindest teilweise auch zum Leben derer, mit denen ich zu tun habe. Wäre es nicht gut, das gemeinsam zu akzeptieren und das Beste daraus zu machen? Dazu gehört aber auch, dass ich mal ehrlich über meine Probleme reden kann, aber auch was ich für Hoffnungen oder Perspektiven habe, genau wie ich das mit jedem ›Gesunden‹ mache.«

Mitmenschen können jedoch eine sehr wichtige Unterstützung bieten. Das bedeutet nicht, den Patienten in Watte zu packen, seine Krankheit totzuschweigen, als etwas Peinliches zu betrachten oder sie zum Zentrum des Lebens zu machen.

Am besten ist dem Fibromyalgie-Patienten gedient, wenn die Umgebung sich so »normal« wie möglich benimmt. Mitleid ist zwar lieb gemeint, hilft aber nicht weiter.

Leidet ein nahestehender Mensch Schmerzen, fühlt man sich häufig gedrängt, irgend etwas zu unternehmen, ihm alles abzunehmen oder ihn abzuschirmen. Dadurch nimmt man ihm aber die Chance des Lernens, wie er zukünftig selbst mit unangenehmen Situationen fertig wird. Vor allem führt ein übertriebenes Bemuttern dazu, dass der Patient unnötig unselbstständig wird und die Krankheit den Alltag damit noch mehr bestimmt.

Für viele Alltagstätigkeiten braucht ein Fibromyalgie-Patient einfach nur etwas länger. Lassen Sie ihm die Zeit, die er braucht. Ihm alles abzunehmen, entmündigt ihn in gewisser Weise und nimmt ihm auch Erfolgserlebnisse.

Eine Einstellung gilt nicht nur für den Umgang mit Fibromyalgie, sondern für das gesamte Leben: Nimm die Dinge mit Gelassenheit an, die du nicht ändern kannst. Habe den Mut, Dinge anzupacken, die du ändern kannst. Gewinne die Weisheit, das eine vom anderen zu unterscheiden.

Gibt es eine Fibromyalgie-Diät?

Es gibt keine spezielle Fibromyalgie-Diät. Aber es gibt verschiedene Erkenntnisse, die nahe legen, dass bei Schmerzsyndromen mit ihrer Tendenz zur Übersäuerung im Stoffwechsel eine pflanzlich betonte, gesunde und abwechslungsreiche Kost das Krankheitsbild günstig beeinflusst. Für das Gelenkrheuma konnte bereits wissenschaftlich ein Zusammenhang zwischen reichlichem Obst- und Gemüseverzehr, verminderter Entzündungsaktivität und Schmerzen belegt werden.

Ein weiterer wichtiger Aspekt in der Ernährung ist der der Fettsäuren, weil sie bei der Herstellung von Schmerzbotenstoffen eine Rolle spielen. Eher ungünstig sind die Fette von Tieren, die auf dem Land leben (Schmalz, Butter, Fett in Wurst, Käse). Ausgesprochen günstig sind Fette aus Kaltwasserfischen, die so genannten Omega-3-Fettsäuren. Ebenfalls günstig sind Fette aus pflanzlichen Ölen, solange sie nicht gehärtet sind (also nicht konventionelle Margarine).

Eine noch recht neue Studie aus Finnland ergab vorteilhafte Wirkungen einer veganen Ernährung. Das bedeutet, dass hier nicht nur Fleisch, sondern auch andere tierische Produkte wie Milch und Eier weggelassen wurden. Für eine allgemeine Empfehlung ist die Zahl der Studienteilnehmer jedoch zu klein, und vor allem ist es auch nicht ganz einfach, mit veganer Diät alle notwendigen Stoffe wie Vitamine, Spurenelemente und Mineralstoffe zuzuführen. Das wird am ehesten durch die heute breit anerkannten Ernährungsempfehlungen garantiert. Eine Ernährung nach diesen Empfehlungen ist auch besser verträglich, beispielsweise bei Reizmagen und -darm, als eine ausgesprochen vollwertige, aber sehr ballaststoffreiche Kost wie z.B. eine Kost mit reichlich Vollkorn.

Übersäuerung

Säure in der Muskulatur führt zu Schmerzen. Heute enthält auch vielfach die Nahrung zu viele Säuren, und Bewegungsmangel verstärkt die dadurch hervorgerufene Übersäuerung weiter.

Ob ein Nahrungsmittel übersäuernd wirkt, hängt von seiner Mineralstoffzusammensetzung ab und davon, ob der Körper die entstehenden sauren Reaktionsprodukte ausscheiden kann oder nicht. Übersäuernd wirken vor allem

- Lebensmittel mit reichlich Weißmehl und Zucker
- Fleisch, Wurst, Käse, Eiweißreiches
- Kaffee, Limonaden, Colagetränke

Als Gegenspieler zu den Säuren müssen Basen in den Körper gelangen. Sie sind reichlich in Obst und Gemüse, auch in Kartoffeln enthalten. Vollkornmehl hat mehr Basen als Weißmehl, aber Vollkornprodukte müssen sehr gut gekaut werden, sonst gären sie im Darm und bilden dann ebenfalls Säuren.

Die heute gültigen Ernährungsempfehlungen (Abbildung 8) sorgen dafür, dass ausreichend Basen und nebenbei auch Ballaststoffe in den Körper gelangen. Wenn Sie sich danach ernähren, findet eine gute Sättigung statt. Sie erhalten auch die wichtigen so genannten sekundären Pflanzenstoffe, die beispielsweise entzündungshemmend wirken, aggressive Sauerstoffradikale einfangen, die aber auch Botenstoffe enthalten oder Botenstoffe in den relevanten Gehirnbereichen ansteigen lassen (eine Banane beispielsweise hebt den Serotoninspiegel an und ist gesünder als ein Riegel Schokolade, der das auch tut).

Die folgende Übersicht zeigt, wie Sie sich ernähren sollten (Abbildung 8).

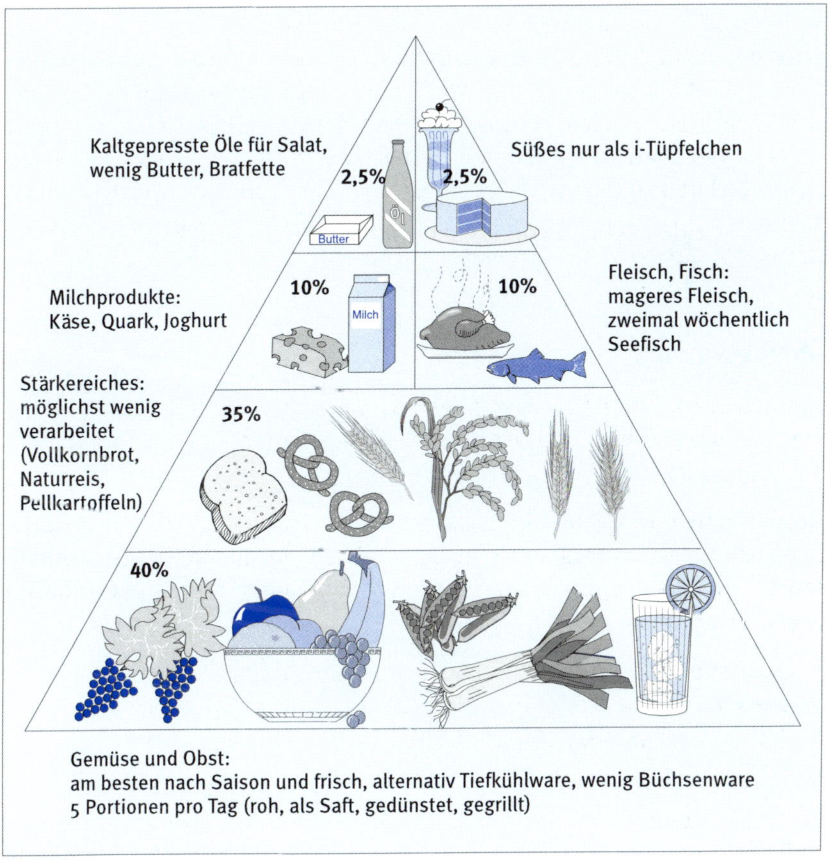

Abb. 8: Die aktuellsten Ernährungsempfehlungen, dargestellt als Ernährungspyramide (Zeichnung: Christiane von Solodkoff, Neckargemünd)

Tab. 6: Täglich empfohlene Mengen an Nahrungsmitteln für einen Erwachsenen

Nahrungsmittel	Empfohlene Mengen	1 Portion entspricht
Gemüse	3–4 Portionen	150–200 g Gemüse gekocht 100 g Gemüsesalat 50 g grüner Salat 2 dl Gemüsesaft
Früchte	2–3 Portionen	1 Apfel, 1 Banane, 3 Zwetschgen 1 Schälchen Beeren 2 dl Fruchtsaft
Stärkeprodukte	3–5 Portionen	50–80 g Brot (v.a. Vollkorn) 150 g Teigwaren, Reis, Mais 200 g Kartoffeln 50 g Frühstückscerealien oder Müsli
Milch und Milchprodukte	2–3 Portionen	2 dl Milch 1 Becher Joghurt oder Sauermilch 250 g Quark 30 g Hartkäse 60 g Weichkäse
Fleich, Fisch, Eier, Hülsenfrüchte	1–2 Portionen	80–120 g Fleisch 100–120 g Fisch 2 Eier 150 g Hülsenfrüchte 100–120 g Tofu
Öle und Fette	Max. 3 Portionen	Für die Salatsauce: 10 g Öl (2 Kaffeelöffel) Zum Kochen: max. 10 g Öl oder Bratfett Streichfett: max. 10 g Butter oder Margarine
Zucker und Süßigkeiten		Mit Maß genießen

Ernährungstipps bei speziellen Beschwerden

Einige spezielle Probleme hinsichtlich Ernährung und Nahrungsaufnahme sind besonders häufig bei Fibromyalgie anzutreffen: der Reizmagen oder Reizdarm mit Durchfällen, Verstopfung, Blähungen, eine Mundtrockenheit bei Sicca-Syndrom, Schmerzen in den Kiefergelenken und der Kaumuskulatur und Schluckbeschwerden.

Reizmagen, Reizdarm: Bitte kauen Sie bewusst und gründlich. Essen Sie regelmäßig und legen Sie die Mahlzeiten so weit auseinander, dass Sie zwischendurch richtig Hunger bekommen. Hören Sie auf zu essen, sobald Sie satt sind. Nehmen Sie abends keine schweren Mahlzeiten mehr ein, aber auch keine Rohkost, keine rohen Zwiebeln und kein blähendes Obst (Obstsaft) – sie rauben den Schlaf. Essen Sie nicht, wenn Sie gestresst sind; essen Sie nicht nebenbei, während Sie Zeitung lesen oder fernsehen. Essen Sie nicht Ballaststoffreiches zusammen mit Zucker oder Honig (Gärung!). Vollkorn ist ausgesprochen gesund, bläht aber sehr leicht. Genießen Sie Haferflocken; sie sind unter allen Getreidearten roh am besten verträglich. Essen Sie regelmäßig milchsaure Produkte wie Joghurt und Kefir oder auch Sauerkraut in vernünftigen Mengen, um die Darmflora zu stabilisieren. Erzielen Sie so weit wie möglich Ihren Darm zur Regelmäßigkeit, und trinken Sie ausreichend (mindestens 1,5 Liter pro Tag, Kaffee und Alkoholika nicht eingerechnet).

Versuchen Sie es bei Magen- oder Darmkrämpfen mit einer leichten warmen Mahlzeit (Suppe) oder einem leichten Kräutertee.

Bei Schmerzen im Kiefergelenk und in der Kaumuskulatur: Hier gilt Ähnliches wie für die körperliche Aktivität allgemein: bitte nicht schonen, sonst wird es immer schlimmer, sondern zunächst sanfte, dann aber höhere Anforderungen stellen. Wer nur noch auf weiche Nahrungsmittel umsteigt, wie Weißbrot, Pudding, Suppen, der leidet früher oder später an Mangelerscheinungen! Selbstverständlich sollte der Zahnarzt oder der Kieferorthopäde nachsehen, ob es Probleme gibt, die behoben werden können. Schmerzende Zähne, Teilprothesen oder wacklige Brücken können die Nahrungsaufnahme unnötig zur Qual machen. Moderne Zahnärzte wissen souverän mit der Angst vor dem Bohrer umzugehen!

Verstopfung: Vermeiden Sie den Teufelskreis, der sich einstellt, wenn Sie zu häufig zu Abführmitteln greifen. Die Abführmittel vermindern den Kaliumspiegel. Kaliummangel in den (Darm)Muskelzellen führt zu weiterer Darmträgheit. Sie nehmen mehr Abführmittel – schließlich klappt nichts mehr. Probieren Sie besser etwas Apfelessig am Morgen in einem

Glas Wasser, Backpflaumen und dazu ein großes Glas Flüssigkeit, regelmäßig Salat, Leinsamen (die geschrotete Form wirkt magenberuhigend) mit einem großen Glas Flüssigkeit. Weiter wichtig gegen Verstopfung sind Bewegung und genügend Getränke über den Tag.

Die zappeligen Beine werden auch mit übertriebenem Genussmittelkonsum (Kaffee, Alkohol, Schokolade) in Verbindung gebracht. Versuchen Sie weitgehend darauf zu verzichten.

Was und wie viel trinken?

Das Wohlbefinden hängt auch mit dem Flüssigkeitshaushalt zusammen. Wenn wir trinken, reicht es uns aber heute meistens nicht, einfach den Durst zu löschen, sondern wir wollen damit gleichzeitig anregen, aufputschen, beruhigen, genießen. Deshalb ist Wasser eher nicht das am meisten verbreitete Getränk, sondern Kaffee, Tee, Bier, Limonade. Für den Wasserhaushalt und sogar für die Botenstoffe im Gehirn ist das aber nicht gut.

Kaffee regt an – auch die Nierendurchblutung. Die Flüssigkeit, die Sie mit der Tasse Kaffee aufnehmen, verschwindet somit rasch wieder über die Nieren. Genauso ist es mit Alkohol. Bei Bier kommt noch hinzu, dass es einen hormonähnlichen Stoff enthält, der das Zurückbehalten von Wasser im Körper hemmt.

Insgesamt hat der Organismus also nicht viel von der Flüssigkeit, die da in ihn gelangt.

Limonaden haben wieder ein anderes Problem: Sie enthalten etwa 100–120 g Zucker pro Liter, das entspricht etwa 60 Stück Würfelzucker. Diese Kalorien machen nicht im geringsten satt, belasten also bloß. Säuren und Pepsin in Cola-Getränken sind praktisch Gift bei Reizdarm und Reizmagen (in Maßen allerdings auch Medizin bei Durchfallkrankheiten).

Was also trinken? Mineralwasser, denn es enthält reichlich Mineralstoffe, die nützlich sind. Magenempfindliche sollten stilles Wasser oder weniger stark sprudelnde Sorten nehmen. Kräuterhaustees sind in jeder Drogerie erhältlich; sie sollten aber nicht zu stark aufgebrüht werden (1 TL Mischung pro Liter Wasser reicht!). Wechseln Sie häufiger einmal die Sorte. Benutzen Sie beispielsweise Baldrian-, Teufelskrallen- oder Melissentee nicht als Dauergetränk, sonst verlieren die Tees ihre Wirkung (als Medikament)!

Wie viel Flüssigkeit notwendig ist, hängt auch davon ab, was Sie essen. Melonen bestehen praktisch nur aus Wasser, staubiges Knäckebrot dagegen trägt nicht viel zur Flüssigkeitsbilanz bei. Dennoch werden die Inhaltsstoffe der Nahrung zu Kohlendioxid und Wasser abgebaut, sodass immer eine bestimmte Flüssigkeitsmenge aus der Ernährung kommt. Als zusätzliche Trinkflüssigkeit sollten über den Tag mindestens 1,5 Liter aufgenommen werden, bei größeren oder schwereren Menschen auch 2,5 Liter oder noch mehr. Trockene Heizungsluft im Winter und Klimaanlagen steigern den Bedarf (gut durchfeuchtete Schleimhäute verbessern die Abwehr!). Bei Schweiß treibenden Tätigkeiten kann der Bedarf um einen Liter pro Stunde steigen, trinken Sie hier schon im Voraus.

Der Durst ist kein verlässliches Warnzeichen. Wenn Sie Durst verspüren, sollten Sie unbedingt trinken, aber besser ist es, wenn Sie es erst gar nicht so weit kommen lassen, dass Sie durstig werden.

Tipps bei Schlafstörungen

Wenn irgend möglich, sollten Sie auf Schichtdienst verzichten. Besprechen Sie das, wenn notwendig, mit Ihrem Arzt. Schichtdienst führt selbst beim Gesündesten vielfach zu Schlafstörungen und lässt sich mit einer Fibromyalgie kaum vereinbaren.

Ansonsten sollten Sie alle Ratschläge beherzigen, die auch bei anderen Ein- oder Durchschlafstörungen gegeben werden:

- Trinken Sie vor dem Zubettgehen keinen Alkohol mehr. Er fördert zwar unter Umständen das Einschlafen, stört aber das Durchschlafen.
- Trinken Sie ab nachmittags keine coffeinhaltigen Getränke mehr (Kaffee, Tee, Cola, Energy-Drinks, Mate).
- Essen Sie spätestens zwei, besser drei Stunden vor dem Schlafengehen. Ein voller Magen verhindert das Einschlafen.
- Lüften Sie Ihr Zimmer und drehen Sie die Temperatur um einige Grad herunter (optimale Schlaftemperatur 16–18 °C).
- Sorgen Sie bestmöglich für Dunkelheit (sorgt für die Ausschüttung des Einschlafhormons Melatonin) und für möglichst wenig Lärm – wenn nicht anders möglich durch Ohrstöpsel!
- Bevor Sie sich stundenlang schlaflos im Bett wälzen, stehen Sie lieber auf und erledigen Sie langweilige Dinge (Steuerbelege abheften,

Weihnachtspost oder Einkaufszettel schreiben, Schubladeninhalt sortieren usw.).

- Versuchen Sie, Ihren Körper an regelmäßige Schlafrhythmen zu gewöhnen. Das Fernsehprogramm sollte Ihre Schlafgewohnheiten nicht diktieren – besorgen Sie sich einen Videorekorder und arbeiten Sie sich z.B. in der nächsten schlaflosen Nacht in die Bedienung ein.
- Unternehmen Sie abends noch einen Spaziergang an der frischen Luft. Wenn Sie allein keine Lust haben, denken Sie über einen Hund nach (Tierbesitzer stecken chronische Krankheiten in verschiedener Hinsicht besser weg als Nicht-Tierbesitzer!)
- Nehmen Sie abends keine heißen oder zu langen Wannenbäder mehr, das regt zu stark an.
- Erledigen Sie Ihr Bewegungspensum, v.a. wenn Sie bei einer höheren Aktivität angelangt sind, auch nicht zu kurz vor dem Schlafengehen, weil es ebenfalls zu stark anregen kann.

Ganz wichtig: Selbsthilfe

Die Selbsthilfe ist vor allem bei chronischen Beschwerden und Krankheiten ein ausgesprochen wichtiger Faktor, was in den letzten Jahren auch immer mehr in der Öffentlichkeit und von Ärzten anerkannt wird. Auf keinen Fall soll sie professionelle Hilfe ersetzen oder damit in Konkurrenz treten, sondern sie ist ein wichtiger Bestandteil im Versorgungssystem. Eine Zusammenarbeit der Selbsthilfegruppen mit Fachleuten befruchtet die Behandlungsbemühungen und kann Schwierigkeiten beheben.

Der mündige, gut informierte und seine Krankheit selbst in die Hand nehmende, aktive Patient kommt mit einer chronischen Krankheit weit besser zurecht als derjenige, der seine Krankheit und die Verantwortung hierfür in der Praxis seines Hausarztes gewissermaßen abgibt. Der aktive Patient bildet mit dem Arzt ein Team, das gemeinsame Entscheidungen trifft. Vom Arzt muss die gründliche Information kommen, die Behandlungsentscheidungen ermöglicht. Der Patient ist in diesem Team nicht abhängig und ausgeliefert, sondern trifft eine Entscheidung, die auf fundierter Information beruht.

Für den einzelnen Betroffenen ist es sehr schwierig, die Idee des informierten, aktiven Patienten umzusetzen. Selbsthilfegruppen dagegen bieten eine weit bessere Lobby. Sie können Forschungen anregen oder

Ergebnisse zusammenführen, sie können das Verständnis für die Krankheit in der Öffentlichkeit wecken und damit eine Krankheit aus der Verborgenheit holen, sodass auch Entscheidungsträger im Gesundheitswesen ihr mehr Beachtung schenken.

Aus der Sicht eines Selbsthilfeverbandes und unserer Erfahrung hieraus können wir bestätigen, wie wertvoll die Selbsthilfearbeit für Betroffene ist. Nur ein Fibromyalgie-Patient kann ermessen, welche Probleme die Erkrankung »Fibromyalgie« mit sich bringt. Für viele ist es bereits eine enorme Entlastung, in einer Gruppe Mitbetroffener endlich auf Verständnis zu stoßen. Dies macht es auch so wichtig, dass ausschließlich Fibromyalgie-Betroffene eine Selbsthilfegruppe gründen und leiten sollten. Die Unterstützung, die der Einzelne hier erfährt, kann so kein Professioneller des Gesundheitswesens geben.

Fibromyalgiker kommen in einer Selbsthilfegruppe zusammen, um Verständnis, Informationen, Austausch und Lösung ihrer Probleme zu finden, um ihre Lebenssituation zu ändern und zu bessern und um auch den Umgang mit ihrer Erkrankung zu erlernen.

Als Bundesverband empfehlen wir unseren Selbsthilfegruppen neben den Gesprächskreisen, die immer an erster Stelle stehen sollen, den Betroffenen so viel Informationen wie möglich an die Hand zu geben, da die Aufklärung über ihre Erkrankung »Fibromyalgie« sehr wichtig ist. Hier sind natürlich auch Fachvorträge von Nutzen. Wissen gibt Sicherheit und Erkenntnis, wie die Patienten mit ihrer Erkrankung umgehen können. Empfehlenswert sind Arztvorträge zur Fibromyalgie, aber auch Beiträge von Therapeuten, die verschiedene Therapiemöglichkeiten vorstellen können. Zu vergessen sind auf keinen Fall Referate zum Sozialrecht. Wir haben die Erfahrung gemacht, dass Angestellte der Versorgungsämter, Versicherungsälteste von Krankenkassen, Rentenberater und auch Rechtsanwälte gern bereit sind, über die Themen »Schwerbehinderung« und »Rente« aufzuklären.

Aber auch die Geselligkeit und gemeinsame Aktivitäten sollten nicht zu kurz kommen. Den Ideen und Möglichkeiten sind hier keine Grenzen gesetzt, außer wenn es körperlich zu anstrengend wird. Gerade dieser Punkt schweißt aber auch besonders zusammen, denn die verminderte körperliche Leistungsfähigkeit verhindert solche Aktivitäten teilweise im bisherigen Bekanntenkreis. In der Selbsthilfegruppe finden sich auch Partner, mit denen man gemeinsam zum Schwimmen, Qi Gong oder anderen wohltuenden Aktivitäten gehen kann.

Wichtig ist weiterhin die Öffentlichkeitsarbeit der Selbsthilfegruppen, da die Fibromyalgie immer noch recht wenig bekannt ist. Hier bedarf es noch intensiver Aufklärung. Die Zusammenarbeit mit der ortsansässigen Presse steht im Vordergrund, aber auch regionale Selbsthilfetage bieten den verschiedenen Selbsthilfegruppen vor Ort die Möglichkeit, über ihre Erkrankung oder ihre Zielgruppe zu informieren und sich untereinander kennen zu lernen und auszutauschen. Darüber hinaus stellen sich die Fibromyalgie-Selbsthilfegruppen bei den ansässigen Ärzten, Gesundheitsämtern, dem Medizinischen Dienst, Krankenkassen usw. vor, berichten über ihre Arbeit und informieren über Fibromyalgie, um die Zusammenarbeit zu fördern.

Am wichtigsten sind aber die Gesprächsrunden in der Gruppe. Die Erfahrung zeigt, dass hier Fibromyalgie-Betroffene zusammenkommen und das Bedürfnis, sich endlich einmal aussprechen zu können, an erster Stelle steht. »Hier wirst Du verstanden und hier werden Deine Probleme akzeptiert.« Eine sprudelnde Quelle tut sich auf und nickende Köpfe bestätigen: »Das kennen wir, so geht es uns auch.« Der Funken »Ich gehöre dazu« springt sehr schnell über, und die Betroffenen bestätigen uns immer wieder, wie wichtig ihnen das regelmäßige Gruppentreffen ist.

Durch den Austausch der mannigfach anfallenden Sorgen und durch anschließende Diskussion geben sich die Gruppenmitglieder gegenseitig Anregungen, wie Situationen geändert werden können. Das Feedback in nachfolgenden Treffen bleibt nicht aus.

Der Austausch über Therapiemöglichkeiten, Medikamente, Ärzte, Kliniken, Hilfsmittel, Rente oder Schwerbehinderung ist den Gruppenteilnehmern wichtig, aber beispielsweise auch das Gespräch über den Umgang mit den Mitmenschen (Partner, Kinder, Freunde, Bekannte, Arbeitskollegen).

Psychische Probleme, Ängste und Depressionen können ebenfalls Gesprächsstoff sein, und es zeigt sich, dass die Entscheidung, eine Fibromyalgie-Selbsthilfegruppe zu besuchen, für manche Betroffene der erste Schritt aus der Isolation ist.

Bei vielen, die schon länger an Gruppentreffen teilnehmen, hat die Eigeninitiative (»nun tue ich etwas für mich«) positive Änderungen herbeigeführt. Sie können die Erkrankung akzeptieren, haben gelernt, damit besser umzugehen und wurden viel selbstbewusster.

Fibromyalgie-Tagebuch

Ein Tagebuch – jeden Tag Einträge? Das hört sich nach lästiger Hausaufgabe an, und mancher Leser mag versucht sein, gleich an diesem Punkt auszuprobieren, wie es ist, Grenzen zu setzen, »nein« zu sagen.

Tagebücher bei Krankheiten haben Vor- und Nachteile. Zuerst zu den Nachteilen, denn sie sind schneller abgehandelt: Ein Tagebuch birgt die Gefahr, sich zu sehr auf die Beschwerden, die Krankheit selbst, die negativen Auswirkungen zu fixieren. Sich jeden Tag die Beschwerden, die Schmerzstärke usw. noch einmal in Erinnerung zu rufen, kann etwas Niederschmetterndes an sich haben.

Die Vorteile dagegen überwiegen, wenn Sie mit der richtigen Einstellung an die Sache herangehen. Es geht nicht darum, sich und der Welt zu beweisen, wie schwer man es hat und wie arm man dran ist. Das Tagebuch soll vielmehr Ihre persönliche wissenschaftliche Untersuchung sein, welche Behandlungen, welche Aktivitäten, welche Dosis an Müßiggang Ihnen Erleichterung verschaffen. Es geht darum, herauszufinden, was Sie abstellen können, um weniger Schmerzen oder Beschwerden zu haben. Sie können Behandlungsfortschritte damit festhalten, und das wiederum bringt eine riesige Motivation. Auch im Zurückblättern können Sie vergleichen: Es war doch schon einmal viel schlimmer. Oder: Damals dauerte es auch nur zwei Wochen, und dann sah ich wieder Land. Oder: Immer um die Periode herum wird es schlechter; kein Grund zur Panik.

Sammeln Sie im Tagebuch Pluspunkte, führen Sie gewissermaßen ein Aktivitätskonto, auch das spornt zu regelmäßigem Training an. Notieren Sie sich, welche Entspannungsübungen Sie gemacht haben.

Mit der Zeit entstehen so Muster, aus denen Sie Zusammenhänge ableiten können. Sie sehen, was Ihnen nicht gut tut und wofür Sie bereits am selben oder am nächsten Tag eine Quittung erhalten.

Sehr wichtig ist es, bei Einführen einer neuen Behandlung zu dokumentieren, ob sich etwas ändert und gegebenenfalls was sich ändert. Hierzu lohnt es sich, zu Beginn der neuen Behandlung den Status quo aufzuschreiben. Notieren Sie angenehme und unangenehme Begleiterscheinungen der Behandlung.

Bitte nutzen Sie das Tagebuch aber nicht nur auf die Krankheit bezogen, sondern auch für sich als Gesamtpersönlichkeit, denn Sie bestehen ja nicht nur aus der Krankheit.

Natürlich ist nicht jeder ein Literat und hat Lust zum Schreiben. Warum dann wichtige Dinge nicht in Form abstrakter Zeichnungen festhalten? Wenn Sie wütend waren, können Sie das mit einem roten Klecks wiedergeben, wenn Sie sich entspannt fühlten, mit einem hellblauen Himmel, an dem Schleierwölkchen segeln. Sie können Farben für Ihre Gemütsstimmungen wählen oder unterschiedliche Zeichen: sanft geschwungen, wild gezackt, Sie können Smileys eintragen oder böse Gesichter ... der Fantasie sind keine Grenzen gesetzt. Falls Sie handschriftliche Notizen machen, wird auch Ihr Schriftbild Ihnen möglicherweise später in Erinnerung rufen, wie Sie sich fühlten.

Das Tagebuch soll insgesamt Ihre **aktive Krankheitsbewältigung unterstützen**, weil es Ihnen dabei hilft, besser zu erkennen, wann und in welchem Zusammenhang Schmerzen und weitere Symptome auftreten. Das Tagebuch ist wichtig für Ihren inneren Arzt und auch für Ihren behandelnden Arzt, der sich neben Ihren Aussagen auch noch einmal über das Tagebuch ein Bild machen kann, wie die Behandlungen ansprechen. Vielleicht erkennt er aus seiner Erfahrung heraus auch weitere Zusammenhänge, die Ihnen noch verborgen waren.

Finden Sie heraus, welche Einflüsse

- von innen
- von außen

Ihren Zustand positiv und negativ verändern.

Gliedern Sie Ihr Tagebuch in zwei Teile: einen Teil mit allgemeinen Angaben zu Ärzten/Behandlern, Medikamenten und Therapien und einen Teil mit Einträgen für jeden Tag mit detaillierten Angaben zu Ihrem Befinden.

Die Erfassung allgemeiner Daten in Ihrem Tagebuch kann z.B. folgendermaßen aussehen:

Behandelnde Ärzte	Fachrichtung	Telefonnummer
Behandelnde Therapeuten/Psychotherapeut		**Telefonnummer**

Medikamente	nur abends	nicht mit Alkohol	nur bei Bedarf	Bemerkungen
Rezeptfreie Medikamente				
Tees/Nahrungsergänzungsmittel				

Therapien	Mo	Di	Mi	Do	Fr	Sa	So
Physikalische Therapie							
Funktionstraining							
Wassergymnastik							
Entspannungs- und Psychotherapie							
Alternative Behandlungen							
Symptome							
Selbsthilfegruppe							
Andere Erkrankungen							

Tagebuch für jeden Tag

In Ihr Tagebuch für jeden Tag sollten Sie zu folgenden und zu weiteren für Sie wichtigen Punkten regelmäßige Einträge machen:

Schmerzen:
Eine Tagesskala von 0 – 10 anlegen und den Schmerzpegel morgens nach dem Aufstehen, in der Mittagszeit und am Abend eintragen (siehe Tabelle S. 138).
Beispiel: Morgens 7, Mittagszeit 5, Abends 6

Schmerzlokalisation:
Beispiel: heute vorwiegend Kopf- und Schulterschmerzen. Fast keine Kniebeschwerden!

Medikamente:
Hier die nur bei Bedarf eingenommenen Medikamente eintragen.
Beispiel: Emigran® wegen Migräne
Spezielle Beobachtungen zur Wirkung oder zu Nebenwirkungen

Symptome:
Kommen neue Symptome hinzu, sollten diese auch in die allgemeine Liste aufgenommen werden. Beim täglichen Ablauf haben Sie die Möglichkeit zu überprüfen, wann diese Symptome aufgetreten sind und welche Situation dem voran gegangen ist.
Beispiel: Pulsrasen (Zusammenhang mit Telefonat Hr. Schlumberger?)

Therapien:
Täglich notieren, welche Therapien (verordnete oder in Eigenregie) durchgeführt wurden. Auch ein warmes Bad sollte da nicht vergessen werden. So kann man sich auch angewöhnen, regelmäßig Gymnastik, Stretching, Spaziergänge usw. durchzuführen.
Beispiel: Warmes Bad, Spaziergang, Übungen mit dem Thera-Band

Schlaf:
Wie viele Stunden?
Wievielmal mussten Sie nachts aufstehen?
Beispiel: 5 Stunden, einmal auf die Toilette

Trinkmenge:
Sie sollten jeden Tag mindestens 2 Liter Flüssigkeit zu sich nehmen, aber nicht in sich hineinzwingen. Machen Sie z.B. einfach für einen Viertel Liter Wasser einen Strich, damit Sie einen Überblick über die tägliche Flüssigkeitsmenge bekommen. Wenn Sie Alkohol zu sich nehmen, füh-

ren Sie dies auch auf. Gegebenenfalls können Sie dann Rückschlüsse auf Symptome ziehen.
Beispiel: 2 Gläser Sekt (Folge eventuell Sodbrennen)

Mahlzeiten:
Hier sollten Sie alles aufführen, was Sie außerhalb Ihrer regelmäßigen Mahlzeiten zu sich nehmen.
Beispiel: 1 Tafel Schokolade (Folge eventuell Verstopfung)

Stresspegel:
Notieren Sie sich jeweils mit Stichpunkten, wann Sie das Gefühl hatten: Dies war stressig für mich. Stress tut uns nicht gut!
Beispiel: Streit mit einem Kollegen (also Stress von außen)

Besonderheiten Arbeitsplatz/Haushalt:
Notieren Sie, was vom Üblichen abweicht. *Beispiel: 15 Fenster an einem Tag geputzt, anschließend ein Blumenbeet umgegraben!* Die nächsten drei Tage vermehrt Schmerzen, wetten?

Konzentration:
Tragen Sie hier ein, wie Ihre Tagesform ist. Eventuell war Ihr Schlaf so schlecht, dass Sie sich einen ganzen Tag nicht konzentrieren können.
Beispiel: gut – mittel – schlecht und jeweils ankreuzen

Müdigkeit:
Hier sollte auf jeden Fall stehen: morgens – mittags – abends.
Gegebenenfalls können Sie auch notieren, wenn Sie zwischendurch geschlafen haben, um eine Kontrolle über Ihre Schlafgewohnheiten zu bekommen.
Beispiel: Mittags müde, zwei Stunden geschlafen

Grenzen ziehen:
Unter diesem Punkt notieren Sie, ob Sie sich wieder mal haben einwickeln lassen oder ob Sie selbst Grenzen überschritten haben.
Beispiel: Nachbarn beim Umzug geholfen
Oder: Abgelehnt, Auto zu waschen

Positives von heute:
Hier können Sie aufschreiben, was für Sie persönlich positiv war.
Beispiel: Saß endlich wieder mal mit Karin auf der Terrasse – Schneeball war aufgeblüht. Herrlich, die Natur zur Zeit. Gleich wieder für 26. Mai verabredet!

Pläne und Vorsätze:
Beispiel: 15 Fenster putzen an einem Tag kann ich nicht mehr, lieber jeden Tag ein Fenster. Könnte mal 5 eine gerade Zahl sein lassen!
Bitte geizen Sie hier unbedingt mit Selbstkritik, üben Sie sich in positiven Formulierungen.

Diese Aufzählung ist ein Gerüst für Ihr zukünftiges Tagebuch, selbstverständlich können Sie wichtige Punkte hinzufügen.

Mit den genannten Punkten und den Beispielen für die Eintragungen würde Ihr Tagebuch für jeden Tag dann so aussehen:

	Mo	Di	Mi
Schmerzen		*Kopfschmerz*	
Medikamente bei Bedarf	*Emigran wegen Migräne*		
Symptome			*Pulsrasen Telefonat mit Dr. XX*
Therapie		*Übung mit Thera-Band*	
Schlaf	*5 Stunden, einmal auf Toilette*		
Trinkmenge			
Mahlzeiten			
Stresspegel	*Streit mit einem Kollegen*		
Besonderheiten Arbeitsplatz/Haushalt			*15 Fenster geputzt, dann Blumenbeet umgegraben*
Konzentration	*mittel*	*schlecht*	*schlecht*
Müdigkeit		*mittags müde, 2 Std. geschlafen*	
Grenzen ziehen			
Positives Pläne/Vorsätze			*keine 15 Fenster putzen*

Mit dem Fibromyalgie-Tagebuch als Begleiter werden Sie nach einem gewissen Zeitraum feststellen, dass Sie positive physische und psychische Änderungen herbeiführen können. Legen Sie es aber immer wieder für bestimmte Zeiten auch einmal weg, denn wie anfangs bemerkt: Sie bestehen nicht nur aus Fibromyalgie und sollen sich auf nichts fixieren. Im Abstand gelesen wird das Buch Ihnen aber wertvolle Hinweise geben. Irgendwann wird es vielleicht von selbst überflüssig.

Do	Fr	Sa	So
	keine Kniebeschwerden		
	warmes Bad		*Spaziergang*
		2 Gläser Sekt	
1 Tafel Schokolade			
mittel	*gut*	*gut*	*mittel*
abgelehnt Auto zu waschen			
	Schneeball blühte		*Spaß mit Karin auf Terrasse*

Nehmen Sie den Tagebucheintrag nicht als weitere lästige Pflichtübung, die den Stapel Ihrer sonstigen Aufgaben noch anwachsen lässt, sondern nehmen Sie es zum Anlass, sich täglich einmal in eine Ecke zurückzuziehen und sich nur um sich selbst zu kümmern. Sie können das mit einer Meditation verbinden, auf jeden Fall mit Ruhe. Sie schreiben das Tagebuch für Ihren inneren Arzt, der Sie unterstützt, denn wie Sie inzwischen wissen, ist der chronisch Kranke selbst irgendwann sein bester Arzt.

Schmerzen													
Montag	☺	0	1	2	3	4	5	6	7	8	9	10	☹
Dienstag		0	1	2	3	4	5	6	7	8	9	10	
Mittwoch		0	1	2	3	4	5	6	7	8	9	10	
Donnerstag		0	1	2	3	4	5	6	7	8	9	10	
Freitag		0	1	2	3	4	5	6	7	8	9	10	
Samstag		0	1	2	3	4	5	6	7	8	9	10	
Sonntag		0	1	2	3	4	5	6	7	8	9	10	

Bestimmungen zur Schwerbehinderung und Minderung der Erwerbstätigkeit

Als behindert oder schwerbehindert eingestufte Menschen erhalten nach dem Gesetz bestimmte Vergünstigungen (siehe Kasten). Der Schwerbehindertenausweis ist an die Bedingung geknüpft, dass eine mindestens 50-prozentige Behinderung besteht. Mehrere Einzelbehinderungen aus unterschiedlichen Leiden summieren sich ebenfalls zu einem Gesamtbehinderungsgrad.

Vergünstigungen bei Schwerbehinderung (mindestens 50 Prozent Behinderung)

- 5 Tage Sonderurlaub/Jahr
- Kündigungsschutz
- Steuerfreibetrag (wechselt, Steuerberater fragen)
- Eintrittsermäßigung bei vielen kulturellen Einrichtungen/Veranstaltungen

Auch bei Fibromyalgie kann eine Behinderung vorliegen. Sie wird nach einem entsprechenden Gutachten ausgesprochen. Die verschiedenen Bestimmungen sollen hier kurz angesprochen werden.

Die im Gesetzestext verwendeten Begriffe lauten abgekürzt GdB = Grad der Behinderung und MdE = Minderung der Erwerbsfähigkeit.

Aufgrund einer Fibromyalgie oder im amtlichen Text »nicht-entzündliche Krankheiten der Weichteile« kann ein bestimmter GdB oder eine MdE vorliegen. In die Beurteilung fließen die Auswirkungen der Funktionsbeeinträchtigung, also eine Bewegungsbehinderung oder Minderbelastbarkeit, und die Mitbeteiligung anderer Organsysteme ein. Außergewöhnliche Schmerzen werden zusätzlich berücksichtigt. Eine schmerzhafte Bewegungseinschränkung der Gelenke kann als bedeutsamer eingestuft werden als eine Versteifung.

Generell sind bei der Beurteilung des Bewegungsapparates Veränderungen, die in bildgebenden Verfahren aufgedeckt wurden (z.B. Röntgenbild), nicht für sich allein ausschlaggebend für den GdB oder die MdE. Da bei Fibromyalgie in der Regel hier ohnehin keine Veränderungen festzustellen sind, stützt sich das Gutachten weit stärker auf die Funktionseinschränkung. Der Allgemeinzustand wird ebenfalls beurteilt und ist für die Festsetzung des Behinderungsgrades wichtig. Als Beispiel für eine Einschätzung des Behinderungsgrades sind in Tabelle 7 die Bestimmungen bei Muskelkrankheiten wiedergegeben. Individuell können auch Schmerzen und seelische Krankheitsfolgen einen höheren Behinderungsgrad nach sich ziehen.

Tab. 7: Grad der Behinderung (GdB) bei unterschiedlicher Ausprägung einer Muskelschwäche

Symptom	Auswirkungen	GdB in Prozent
Muskelschwäche	mit geringen Auswirkungen (vorzeitige Ermüdung, gebrauchsabhängige Unsicherheiten)	20–40
	mit mittelgradigen Auswirkungen (zunehmende Gelenkkontrakturen und Deformitäten, Aufrichten aus dem Liegen nicht mehr möglich, Treppensteigen unmöglich)	50–80
	mit schweren Auswirkungen (bis zur Geh- und Steh-Unfähigkeit und Gebrauchsunfähigkeit der Arme)	90–100

Die in der GdB/MdE-Tabelle (Tabelle 7) niedergelegten Sätze berücksichtigen bereits die üblichen seelischen Begleiterscheinungen. Die höhere Bewertung ist also nur gerechtfertigt, wenn diese Begleiterscheinungen deutlich über das übliche Maß hinausgehen und beispielsweise eine besondere ärztliche Behandlung, z.B. eine Psychotherapie, erfordern.

Den Antrag für einen Schwerbehindertenausweis stellt man beim Versorgungsamt. Vor dem Ausfüllen des Antrags sollten Sie mit dem behandelnden Arzt und dem Berater des Versorgungsamtes sprechen. Die Höhe der Behinderung wird vom Versorgungsamt bestimmt. Machen Sie auch weitere Behinderungen (Zuckerkrankheit, Bluthochdruck, Schwerhörigkeit, Tragen einer Brille, Herzleiden usw.) geltend. Falls der Antrag abgelehnt wird, sollten Sie mit Ihrem Arzt das weitere Vorgehen besprechen und gegebenenfalls einen erneuten Antrag stellen.

Rente

Ist ein Fibromyalgie-Patient längere Zeit arbeitsunfähig, also krankgeschrieben, und greifen ambulante Behandlungsmaßnahmen nicht oder nicht ausreichend, empfiehlt sich zunächst eine Rehabilitationsmaßnahme oder Kur. Vom Gesetzgeber ist eine Rehabilitation ausdrücklich auch mit dem Ziel vorgesehen, eine vorzeitige Berentung zu umgehen. Erreicht auch diese Maßnahme zu wenig, bessert sie die Beschwerden nicht ausreichend, stellt sich die Frage, ob es nicht sinnvoll ist, einen Rentenantrag zu stellen. Im Entlassungsbrief aus der Rehabilitationsklinik sollten deshalb bereits sehr konkrete Angaben über die zukünftig zu erwartende Arbeitsfähigkeit aufgeführt sein.

Festhalten sollte der entlassende Arzt hier:

- Ab wann genau bzw. in welchem Zeitraum ist wieder eine Arbeitsfähigkeit zu erwarten?
- In welchem Umfang konkret ist die Arbeitsfähigkeit wieder zu erwarten (Stunden pro Tag)?
- Wie und wodurch ist die Arbeitsfähigkeit eingeschränkt – z.B. durch welche Medikation, durch welche Behinderung, durch welche Beschwerden?

Schwammige, als Vermutungen geäußerte Angaben sind für den späteren Gutachter kaum zu verwerten.

Teilweise und volle Erwerbsminderung

Rente wegen verminderter Erwerbsfähigkeit wird derzeit geleistet als:

- **Rente wegen teilweiser Erwerbsminderung:** Teilweise erwerbsgemindert sind Versicherte, die wegen Krankheit oder Behinderung auf nicht absehbare Zeit außerstande sind, unter den üblichen Bedingungen des allgemeinen Arbeitsmarktes mindestens sechs Stunden täglich erwerbstätig zu sein.
- **Rente wegen voller Erwerbsminderung:** Voll erwerbsgemindert sind Versicherte, die wegen Krankheit oder Behinderung auf nicht

absehbare Zeit außerstande sind, unter den üblichen Bedingungen des allgemeinen Arbeitsmarktes mindestens drei Stunden täglich erwerbstätig zu sein, die Wartezeit von fünf Jahren mit Beitragszeiten erfüllt haben und darüber hinaus in den letzten fünf Jahren vor dem Eintritt der Erwerbsminderung mindestens drei Jahre lang Pflichtbeiträge für eine versicherungspflichte Beschäftigung oder selbstständige Tätigkeit entrichtet haben.

Mit Wirkung vom 01.01.2001 wurden die bisherige »Berufsunfähigkeitsrente« und »Erwerbsunfähigkeitsrente« aus der gesetzlichen Rentenversicherung durch die Erwerbsminderungsrente ersetzt. Diese Neuregelung gilt für alle Fälle, in denen die Rente ab 01.01.2001 beginnt.

Für Versicherte, die vor dem 02.01.1961 geboren sind, ist das Risiko der Berufsunfähigkeit jedoch weiterhin abgesichert. Im Unterschied zur Erwerbsunfähigkeit bezieht sich die Berufsunfähigkeit auf den erlernten oder den auf Dauer ausgeübten Beruf und nicht auf die allgemeine Erwerbsfähigkeit (die sich auch auf andere, weniger qualifizierte Tätigkeiten bezieht). Eine Berufsunfähigkeit liegt vor, wenn der Betreffende aufgrund von Krankheit oder Behinderung weniger als 6 Stunden täglich im erlernten bzw. auf Dauer ausgeübten Beruf arbeiten kann.

Die Änderung im Rentenrecht wurde durch einen so genannten Vertrauensschutz abgefedert. Da Versicherte darauf vertrauten, dass die bisher gültigen Bestimmungen weiterhin bestehen, gilt beispielsweise für die Altersrente für Schwerbehinderte als Geburtsdatum der Stichtag 16.11.1950. Weitere Sonderfälle und Stichtagsregelungen sind im Renten- und Schwerbehindertenrecht aufgeführt. Es ist in jedem Fall empfehlenswert, sich beraten zu lassen.

Wie stellen Sie den Rentenantrag?

Bei Ihrem zuständigen Rentenversicherungsträger (BfA, LVA, Versorgungswerke usw.) können Sie einen Rentenantrag stellen. Sprech- und Beratungszeiten werden meistens in der örtlichen Presse bekannt gegeben. Aber auch Versicherungsälteste bzw. -berater der Krankenkassen können Sie dabei unterstützen. Auch hier empfiehlt es sich, vorab einen Termin zu vereinbaren. Wichtig ist, dass Sie vor der Beratung schon anfragen, welche wichtigen Dokumente und Papiere Sie mitbringen müssen. Üblicherweise werden Arzt- und Klinikberichte direkt vom zuständigen Rententräger bei Ihrem behandelnden Arzt angefordert, sodass Sie diese nicht mitbringen müssen.

Gutachten

Nach Eingang des Rentenantrages bei dem zuständigen Rentenversicherungsträger werden Sie zu einer Untersuchung bei einem Gutachter eingeladen. Bei der Diagnose »Fibromyalgie« ist das derzeit üblicherweise ein Orthopäde und ein Neurologe.

Ein Gutachten sollte Ihre gesamte persönliche Krankengeschichte umfassen. Hierzu gehören:

- Entwicklung Ihrer Beschwerden
- aktuelle Beschwerden
- weitere Erkrankungen
- derzeitige Behandlungen (physikalische, medikamentöse, psychotherapeutische Behandlungen)
- bisherige Klinikaufenthalte
- Rehabilitationsmaßnahmen

Tipp

- Schreiben Sie sich vorher Ihre aktuellen Beschwerden und Symptome im Detail auf, damit Sie keinen Punkt in der Aufregung vergessen.
- Versuchen Sie Ihre Schmerzen genau zu definieren:
  1. Wo habe ich Schmerzen?
  2. Wie stark sind die Schmerzen?
  3. Wie oft habe ich Schmerzen?
  4. Wann treten die Schmerzen auf?
  5. Welche Art von Schmerzen habe ich?
  6. Von welchen Faktoren sind die Schmerzen abhängig?

Der Gutachter wird Sie auch nach psychischen Problemen (u.a. Ängste, Depressionen) fragen sowie nach Schlafstörungen und Müdigkeit, Konzentration, geistige und körperliche Leistungsfähigkeit und Stress.

Neben den bereits vorliegenden Arzt- und Untersuchungsberichten wird er Sie körperlich untersuchen, falls nötig auch nochmals röntgen (Orthopäde).

Wichtig ist die Erfassung Ihrer Einschränkungen durch Ihre Erkrankung, gegebenenfalls auch weiterer vorhandener Krankheiten im täglichen Leben, wie u.a.:

- Beruf: Können Sie Ihrer Arbeit noch nachgehen? In welchem Umfang? Was schränkt Sie ein?
- Haushalt: Machen Sie die Hausarbeit allein oder wer unterstützt Sie bei welchen Arbeiten?
- Garten: Können Sie noch im Garten arbeiten?
- Freizeit, Sport und Hobbys: Können Sie noch Sport treiben und welchen? Können Sie noch Ihren Hobbys nachgehen und welchen?
- Straßenverkehr: Können Sie selbst noch Auto fahren oder öffentliche Verkehrsmittel benutzen?
- Spaziergänge: Wie weit können Sie in welcher Zeit noch laufen?
- Partner/in, Familie, Freunde, Soziale Kontakte: Wie ist Ihr Kontakt zu Ihrem Umfeld? Isolieren Sie sich?
- Sexualität: Haben Sie sexuelle Probleme?

Sollten Sie während der Untersuchung das Gefühl haben, dass der Gutachter nicht neutral ist oder nicht auf Ihre Probleme eingeht, teilen Sie das ruhig mit. Diskussionen und Streit sollten Sie aber unbedingt vermeiden. Sollten Sie nach dem Gutachten immer noch in einigen Punkten unzufrieden sein, notieren Sie sich diese anschließend und teilen Sie dies Ihrem Rentenversicherungsträger mit der Bitte um ein erneutes Gutachten bei einem anderen Arzt schriftlich mit.

Das Gutachten muss die korrekte Verschlüsselung des maßgeblichen Diagnoseschlüssels enthalten. Der Fibromyalgie ist ganz eindeutig die Ziffer M 79.0 zugeordnet und nichts anderes. Der Diagnoseschlüssel ICD-10 ist der derzeit gültige Schlüssel (ICD-10 SGB V: Internationale statistische Klassifikation der Krankheiten und verwandter Gesundheitsprobleme). Leider kommt es immer noch vor, dass nicht die »Fibromyalgie« im Gutachten erscheint, sondern z.B. die Klassifikation F 45.4 (somatoforme Schmerzstörung) oder F 45 (Somatisierungsstörung). Die F-45-Ziffern stehen für psychogene Schmerzen unterschiedlichster Art, wie Kopfschmerzen, psychogene Leibschmerzen, psychogene Nervenschmerzen usw., und sind eindeutig nicht die Verschlüsselung für Fibromyalgie.

Aufgrund der Gutachten entscheidet der Rentenversicherungsträger, ob eine Erwerbsminderung (teilweise oder voll) bzw. Berufsunfähigkeit vorliegt. Sollte der Rentenantrag abgelehnt werden, haben Sie die Möglichkeit, innerhalb einer vom Rentenversicherungsträger angegebenen Frist Widerspruch einzulegen.

Empfehlenswert ab diesem Augenblick ist auf jeden Fall eine Beratung bei Rentenberatern, bei auf Sozialrecht spezialisierten Rechtsanwälten (eine Liste von Anwälten und Rentenberatern in Deutschland, die sich mit Fibromyalgie beschäftigen, ist bei der Deutschen Fibromyalgie-Vereinigung – Bundesverband erhältlich) oder bei der örtlich zuständigen Beratungsstelle des VdK (siehe Telefonbuch).

Fibromyalgie-Patienten berichteten über gute Erfahrungen, wenn Sie eine Familien-Rechtsschutzversicherung abgeschlossen hatten. Hier sind jedoch Wartezeiten zu beachten. Sie betragen in der Regel 6 Monate, bis die Versicherung in Anspruch genommen werden kann.

Schwierigkeiten bei der Begutachtung

Auch unter wohlwollenden Fachleuten ist unbestritten, dass die Begutachtung wegen einer Fibromyalgie alles andere als einfach ist. Die Ursachen der Erkrankung sind vielfach unklar. Die Beurteilung der Leistungsfähigkeit hängt im Wesentlichen von der Beurteilung der Schmerzen ab, die sich relativ schlecht objektivieren lassen.

Selbstverständlich müssen zum Zeitpunkt des Gutachtens andere Krankheiten, die eine Fibromyalgie imitieren können, ausgeschlossen sein. Hierzu gehören Viruserkrankungen, der so genannte Steroid-Pseudorheumatismus, eine chronische Polyarthritis (echtes Rheuma), psychogene und Überlastungssyndrome, eine Schilddrüsenunterfunktion, eine Osteoporose usw. (siehe Seite 35 f.). Der Leiter des Hochrhein-Institutes für Rehabilitationsforschung, Abteilung Grundlagen- und Rheumaforschung, Professor Dr. Dr. Wolfgang Müller, empfiehlt zudem unbedingt eine Dokumentation der Schmerzausdehnung und -intensität durch Erfassen auf einer Schmerzskala und die Erfassung der Druckschmerzhaftigkeit mit dem Dolorimeter. Aber nicht nur die Schmerzen müssen erfasst werden, sondern auch die weiteren vegetativen Symptome, die allerdings durch verschiedene körperliche Anzeichen eher objektiviert werden können. Unabhängig davon, ob die Fibromyalgie einen psychogenen Ursprung hat oder ob psychische Belastungen die Folge sind, wirken sich die vegetativen Symptome selbstverständlich ebenfalls auf die Leistungsfähigkeit aus und müssen erfasst werden.

Für das Gutachten kann von Bedeutung sein, dass eine sekundäre Fibromyalgie durch ein Trauma (Unfall, Verletzung, Operation) ausgelöst wurde. Auch die hierfür wichtigen Fakten müssen dokumentiert werden (Unterlagen dazu sammeln!).

Der Gutachter ist angehalten, Leistungseinbußen zu objektivieren und zu beweisen. Teilweise liegen hierzu standardisierte Beschwerdelisten (Fragebögen) vor.

Um die Schmerzen zu objektivieren, können unter Umständen Laborwerte herangezogen werden. Für die Diagnostik (siehe Seite 32 ff.) sind beispielsweise die Blutspiegel von Serotonin, Calcitonin oder Somatomedin C zwar nicht aussagekräftig, weil sie auch bei anderen Krankheiten mit Schmerzen in der Muskulatur erhöht sind und so keine Abgrenzung erlauben. Sie gestatten aber in begrenztem Umfang eine Einschätzung der Schmerz- bzw. damit verbundenen Stresskrankheit. Laut Professor Müller ist jedoch die Untersuchung der Substanz P im Gehirnwasser besser geeignet, um auch andere Schmerz- und Stresskrankheiten abzugrenzen. Da die Substanz P im Gehirnwasser nachgewiesen werden muss und hierzu ein nicht ganz unproblematischer Eingriff, die Lumbalpunktion, notwendig ist, lehnt er sie allein für eine Begutachtung ab. Umso wichtiger ist es, den Wert vorliegen zu haben, wenn aufgrund der Unterscheidung von anderen Krankheiten beim Einzelnen dieser Wert bereits bestimmt wurde.

Ob die Beschwerden den Beruf beeinträchtigen, darf nicht der Arzt beurteilen, sondern diese Einschätzung muss vom Leistungsträger oder Gericht vorgenommen werden. Der Arzt muss jedoch dokumentieren, welche Einschränkungen er »objektivieren« kann. Hier bleibt dem Gutachter ein Spielraum, denn es geht beispielsweise darum, wie sehr die zermürbende Schlaflosigkeit den Alltag beeinträchtigt. Dieser Spielraum kann dann allerdings durch die standardisierten Fragebögen eingeengt werden, sodass er weniger »willkürlich« wird.

Für den Betroffenen ist es wichtig, das Ausmaß der Beeinträchtigungen zu dokumentieren. Dabei kann ein Tagebuch helfen. Bitte verwenden Sie das Tagebuch aber auf keinen Fall als Fixierung auf das, was nicht mehr geht oder schlechter funktioniert, sondern unbedingt auch auf das, was Ihnen hilft, was Sie erleichtert und was Ihnen Freude bringt!

Hier finden Sie Rat und Unterstützung

Fibromyalgie-Vereinigungen in Deutschland, Schweiz und Österreich

Deutsche Fibromyalgie-Vereinigung e.V. (DFV)
Bundesverband
Postfach 1140
D 74741 Seckach
Beratung: 06292 / 928760
Geschäftsstelle: 06292 / 928758
Fax: 06292 / 928761
E-Mail: fibromyalgie-fms@t-online.de
Internet: www.fibromyalgie-fms.de

Deutsche Rheuma-Liga
Bundesverband e.V.
Maximilianstraße 14
D 54111 Bonn
Tel.: 02 28 / 76 60 60
Fax: 02 28 / 7 66 06 20
E-Mail: bv@rheuma-liga.de
Internet: www.rheuma-liga.de

Schweizerische Fibromyalgie-Vereinigung
Herr Roger Walter
Holzackerweg 16
CH-3073 Gümligen
Tel.: 0041 31 / 951 99 89

Association Suisse des Fibromyalgiques
Postfach 68
CH-1732 Arconciel
Tel.: 0041 26 / 413 00 13
Fax: 0041 26 / 413 00 14
E-Mail: info@fibromyalgie.ch
Internet: www.fibromyalgie.ch

In Österreich gibt es keine Fibromyalgie-Vereinigung. Ansprechpartner dort ist die
Österreichische Rheumaliga
Postfach 1
A-1023 Wien
Tel.: 0043/1/203 62 02
Internet: www.rheumaliga.at/
Gerne können Sie sich auch an die Deutsche Fibromyalgie-Vereinigung wenden.

Fibromyalgie-Selbsthilfegruppen in Österreich

Steiermark/Kärnten
Franziska Graßmugg
Tel.: 00 43 / 676 39 23 477
E-Mail: franziska@grassmugg.com

Salzburg
Helga Burger
Tel.: 00 43 / 676 60 51 309
E-Mail: mail@shg-fibromyalgie.com
Internet: www.shg-fibromyalgie.com

Für Adressen von Fibromyalgie-Vereinigungen anderer Länder wenden Sie sich bitte an die Deutsche Fibromyalgie-Vereinigung e.V.

Vorarlberg
Tel: 00 43 / 55 78 76 318

Tirol
Margareta Stagl
Tel.: 00 43 / 650 83 32 953
E-Mail: margareta.stagl@gmx..at

Oberösterreich
Hans Unterauer
Tel.: 00 43 / 79 42 74 425
E-Mail: hans.unterauer@epnet.at

Fibromyalgie-Kliniken

(E) = Einweisung möglich, zuvor bitte mit der Klinik in Verbindung setzen!

Rheumazentrum am Universitätsklinikum Leipzig e.V.
Koordinationsstelle
Phillip-Rosentahl-Straße 27 a
04103 Leipzig
Tel.: 03 41-9 72 49 30
Fax: 03 41-9 72 49 39

Sächsisches Krankenhaus
Hubertusburg
Abteilung für Neurologie
Chefarzt: Dr. W. Köhler
04779 Wermsdorf
Tel.: 03 43 64-6 23 56
Fax: 03 43 64-6 26 32

Fachklinikum Brandis
Ärztlicher Direktor:
Dr. med. Volker Rust
Am Wald
04821 Brandis
Tel.: (03 42 92) 84-0
(mit Sauerstoffüberdruckkammer, Kältekammer -110°)

Rheumaklinik Eisenmoorbad
Chefarzt: Dr. med. Joachim-Michael Engel (FA für Innere Medizin, Rheumatologie, Phys. Therapie, Sozialmedizin) und
Dipl. med. Antje Dominok
Dresdener Straße 9
04924 Bad Liebenwerda
Tel.: 03 53 41-90 11 61
(mit Infrarot-Wärmekammer im Haus)
Einweisung über BfA für stationäre Maßnahmen möglich

Interdisziplinäres Therapiezentrum
Reha-Klinik für Onkologie und Rheumatologie
Rauberg 1
07407 Uhlstädt-Weissen
Tel.: 03 67 42-66-0
Fax: 03 67 42-66-222
Beratung für Fibromylagiepatienten:
OÄ Fr. Dr. Auerswald /Frau Dr. Bellstedt
Tel.: 03 67 42-131
(Kältekammer -110°)

Paracelsus-Klinik
Klinik für Orthopädie, Onkologie und Gynäkologie, AHB- und Reha-Klinik
Martin-Andersen-Nexö-Straße 10
08645 Bad Elster
Tel.: 03 74 37-70-0
Fax: 03 74 37-70-999
(geeignet für alleinstehende Frauen mit Kindern)

Zeisigwaldkliniken Bethanien
Innere Medizin, Rheumatologie
Chefarzt: Dr. med. P. Hrdlicka
Zeisigwaldstraße 101
09130 Chemnitz
Tel.: 03 71-430-16 00
Fax: 03 71-430-16 04

Immanuel Krankenhaus GmbH
Chefarzt. Dr. med. H. Soerensen
OA Dr. med. R. Hauer
Königstraße 63
14109 Berlin
Tel.: 030-8 05 05-0
Tel.: 030-8 05 05-288
(Kältekammer -80° bis -110°)

Johanniter-Krankenhaus
Rheumazentrum des Landes Brandenburg
Chefarzt: Prof. Dr. med. habil. K. Gräfenstein
Südstraße 20-28
14929 Treuenbrietzen
Tel.: 03 37 48-8 23 84
Fax: 03 37 48-8 24 10
Beratung für Fibromyalgiepatienten: Frau Dipl. med. A Gundlach
Tel.: 03 37 48-8 22 92 o. 8 23 85
(Kältekammer -110°)

Inselklinik Heringsdorf
»Haus Kulm«
Reha-Klinik für Psychosomatische Medizin, Fachklinik für ganzheitlich integrative Therapie, Thalassotherapie, Naturheilkunde, Sportmedizin
OÄ: Frau Dr. Stecher
Kulmstraße 9
17420 Seebad Heringsdorf
Tel.: 03 83 78-59-501
Fax: 03 83 78-59-585
(Kältekammer -110°, Trockensauna, Sauerstoffüberdruckkammer, nach Absprache ist die Therapie alleinerziehender, betroffener Frauen mit Kindern möglich)

Schmerzklinik Kiel (E)
Neurologisch-verhaltensmedizinische Schmerztherapie
Heikendorfer Weg 9
24149 Kiel
Tel.: 04 31-2 00 99-0
Fax: 04 31-2 00 99-99

Klinik Schwedeneck
Präventions- und Rehabilitationseinrichtung für Mutter und Kind
Kieler Straße 1
24229 Schwedeneck
Tel.: 0 43 08-1 84-0
Fax: 0 43 08-1 84-100

Rheumaklinik Bad Bramstedt (E)
Innere Medizin, Orthopädie, Pädiatrie, Neurologie, Radiologie/Nuklearmedizin, Labormedizin, Phys. Therapie
Ärztlicher Direktor: Dr. med. L. Weh
Oskar-Alexander-Straße 26
24576 Bad Bramstedt
Tel.: 0 41 92-90-0 *(Zentrale)*
Tel.: 0 41 92-90-24 86 *(Sekretariat)*
Fax: 0 41 92-90-23 90

Medizinisch Psychosomatische Klinik Bad Bramstedt (E)
Zentrum für Verhaltenstherapie, Psychosomatik und Schmerzzentrum
OA Dr. M. Apelt
Birkenweg 10
24576 Bad Bramstedt
Tel.: 0 41 92-504-0
Fax: 0 41 92-504-600

Gisunt-Klinik
Klinik für komplementäre Medizin
Mühlenweg 144
26384 Wilhelmshaven
Tel.: 0 44 21-7 55 66-0
Fax: 0 44 21-7 55 66-10

Seehospital Sahlenburg
Chefarzt:
Dr. med. Detlef Becker-Capeller
Nordheim 201
27455 Cuxhaven
Tel.: 0 47 21-604-1

Rheumaklinik Bad Nenndorf
Dr. med. Wolfgang Brückle (G)
Bahnhofstraße 9
31542 Bad Nenndorf
Tel.: 0 57 23-702-126 *(Sekretariat)*
(Kältekammer -60°)

Klinik Niedersachsen
Internistisch-rheumatologische und orthopädische Spezialklinik
Ltd. Arzt: Dr. med. D. Weber-Klukkert
Hauptstraße 59
31542 Bad Nenndorf
Tel.: 0 57 23-707-271
Fax: 0 57 23-707-279
(Kältekammer -60°)

m&i-Fachklinik Bad Pyrmont
Auf der Schanze 3
31812 Bad Pyrmont
Tel.: 0 52 81-1 67-0

Klinikum Minden (E)
Rheumatologie, Phys. Medizin
Chefarzt: Prof. Dr. med. H.J. Lakomek
Friedrichstraße 17
32427 Minden
Tel.: 05 71-801-38 02
Fax: 05 71-801-38 04

Weserbergland-Klinik
Chefarzt: Prof. Dr. med. R. Fricke
OA Dr. med. Shanban Fetja
FA für innere Medizin
Seebruchweg 33
32602 Vlotho
Tel.: 0 57 33-925-909 *(Sekretariat)*
Fax: 0 57 33-92 59 44
(Kältekammer -110°)

Rheumaklinik Bad Wildungen
Chefarzt: Dr. med. B. Krohn-Grimberghe
Innere Medizin, Rheumatologie, Phys. und Reha-Medizin, Chirotherapie, Sozialmedizin
Am Katzenstein 2
34537 Bad Wildungen
Tel.: 0 56 21-797-675
(Kältekammer -110°)

Rheumazentrum Mittelhessen (E)
Akutklinik - ABH-Reha-Klinik
Sebastian-Kneipp-Straße 36
35080 Bad Endbach
Tel.: 0 27 76-919-0
Fax: 0 27 76-919-171

ASKLEPIOS Klinik Dr. Walb
Zum Hohen Berg 20
35315 HOMBURG / OHM
Tel.: 0 66 33-182-0
Fax: 0 66 33-182-340

Reha-Klinik Bad Salzelmen
Konservative Orthopädie u. Innere Medizin
Badepark 5
39218 Schönebeck
Tel.: 0 39 28-718-0
Fax: 0 39 28-718-699

Klinik Blankenstein (E)
Im Vogelsang 5-11
45527 Hattingen
Tel.: 0 23 24-396-0
Fax: 0 23 24-396-497

Nordwestdeutsches Rheumazentrum
St. Josef-Stift Sendenhorst (E)
Chefarzt: Dr. med. M. Hammer
Innere Medizin, Rheumatologie, Phys. Therapie
Westtor 7
48324 Sendenhorst
Tel.: 0 25 26-3 00 15 41 *(Sekretariat)*
Fax: 0 25 26-300-10 10
(Kältekammer -110°)

Fachklinik Bad Bentheim
Thermalsole- und Schwefelbad Bentheim GmbH
Ltd. Chefarzt: PD Dr. med. J. Lohmann
Am Bade
48455 Bad Bentheim
Tel.: 0 59 22-74-0
Fax 0 59 22-74-899

St. Marien-Hospital
Chefarzt: Dr. med. Egon Niksch
Innere Medizin, Rheumatologie, Chirotherapie, Phys. Therapie
An't Lindeken 100
48691 Vreden
Tel.: 0 25 64-99-41 59
Fax: 0 25 64-99-41 56
(Kältekammer -110°)

Klinik Lahnhöhe (E)
Dr. O. Dappert
Am Kurpark 1
56112 Lahnstein
Tel.: 0 26 21-915-0
Fibromyalgiesprechstunde:
jeden Mittwoch ab 14.00 Uhr

Klinik Auerbach
Innere Medizin, Rheumatologie, klinische Physiotherapie
Dr. med. J. Lautenschläger
Heinrichstraße 4
64625 Bensheim
Tel.: 0 62 51-705149
Fax: 0 62 51-705128

Klaus Mielke-Klinik
Chefarzt: Dr. med. W. Bölten
Leibnizstraße 23
65191 Wiesbaden
Tel.: 06 11-575-0
Fax: 06 11-575-888

Reha-Klinik Saarschleife
Orthopädie, Europäisches Zentrum für Traditionelle Chinesische Medizin
Chefarzt: Dr. med. Th. Wessinghage
Cleofstraße 1 a
66693 Mettlach-Orscholz
Tel.: 0 68 65-90-0
Fax: 0 68 65-90 18 00
(Kältekammer -60°)

Kraichgau-Klinik
Innere Medizin, Spezielle Schmerztherapie, Chirotherapie, Homöopathie, Rehabilitationswesen
Chefarzt: Dr. P. Trunzer
74906 Bad Rappenau
Tel.: 0 72 64-802-0
Fax: 0 72 64-802-111

Rosentritt-Klinik
Klinik für phys. u. rehabil. Medizin
Chefarzt: Dr. med. K. Jörgens
FA für Innere Medizin, Rheumatologie, phys. u. Reha-Medizin, Chirotherapie, Naturheilverfahren
Salinenstraße 20
74906 Bad Rappenau
Tel.: 0 72 64-83-116
Fax: 0 72 64-83-110

Sigel-Klinik
Badstraße 26
76669 Bad Schönborn
Tel.: 0 72 53-86-509
Fax: 0 72 53-86-516

Theresienklink
Rheumatologische Ambulanz
Dr. med. S. Meske
Herbert-Hellmann-Allee 11
79189 Bad Krozingen
Tel.: 0 76 33-404-24 10
Fax: 0 76 33-4 04 24 07

Rheumaklinik Bad Säckingen
Fibromyalgie-Zentrum
Ärztlicher Direktor:
Prof. med. W. H. Jäckel
Chefarzt: Dr. med. Th. Stratz
Bergseestraße 61
79713 Bad Säckingen
Tel.: 07761-554-956 (Sekretariat)
Information und Beratung:
Tel.: 0 77 61-554-901
Aufnahme und Termine:
Tel.: 0 77 61-554-913
(Kältekammer -110°)

Park-Klinik
Chefarzt: Dr. G. Mörbe
FA für Orthopädie, Rheumatologie, Phys. Therapie und Rehabilitation
Weihermatten 1
79713 Bad Säckingen
Tel.: (0 77 61) 939-0
Fax: (0 77 61) 939-222
(Kältekammer)

Rheumaklinik Oberammergau (E)
Cheafarzt: Dr. med. H. Franck
OÄ: Dr med. I. Maier
Hubertusstraße 40
82487 Oberammergau
Tel.: 0 88 22-914-0
Fax: 0 88 22-914-222

Sanitas-Alpenklinik Inzell
Fach- und Reha-Klinik für Allergie-, Haut- und Atemwegserkrankungen. Rheumatologie und Pädiatrie
Schlafmedizinisches Zentrum
Schulstraße 4
83334 Inzell
Tel.: 0 86 65-678-0
(Schlaflabor)

Kreiskrankenhaus Simbach (E)
Chefarzt: Dr. med. Hiemeyer
Plinganser Straße 10
84359 Simbach am Inn
Tel.: 0 85 71-980-0
Fax: 0 85 71-980-142
Aufnahme/Termine
Tel.: 0 85 71-980-271
(Stationäre Einweisung möglich)

Fachlinik Enzensberg (E)
Fachklinik für Phys. Medizin und Medizinische Rehabilitation, Orthopädie, Traumatologie, Neurologie, Neurophysiologie, Innere Medizin
Chefarzt und Ärztlicher Direktor:
Dr. med. U. Moorarend
Höhenstraße 56
87629 Hopfen am See
Tel.: 0 83 62-12-0
Fax: 0 83 62-12-30 30

Federseeklinik
Chefarzt: Dr. med. R. Maleitzke
Postfach 1361
88419 Bad Buchau
Tel.: 0 75 82-800-16 14
Fax: 0 75 82-16 66

Fachklinik Herzogenaurach
Chefarzt: Dr. med. W. Schupp
In der Reuth 1
91074 Herzogenaurach
Tel.: 0 91 32-83-10 00
Fax: 0 91 32-83-10 10

Klinikum Gögging
Reha-Zentrum für Neurologie, Orthopädie, Innere Medizin, HNO-Phoniatrie
Am Brunnenforum 5 *(Haus1)*
Kaiser-Augustus-Straße 9 *(Haus2)*
93333 Bad Gögging
Tel.: 0 94 45-201-0
Fax.: 0 94 45-28 90

Klinik Sonnenhof Bischofsmais
Chefarzt: Dr. Schmidt
Lina-Müller-Weg 3
94253 Bischofsmais
Tel.: 0 99 20-17-0
Fax: 0 99 20-17-150
(geeignet für Kinder und Jugendliche bis 16 Jahre mit Begleitperson, Versorgungsvertrag nach § 111 i.V. mit § 107 SGB V)

Klinik Staffelstein (E)
Orthopädie, Neurologie, Geriatrie und Rheumatologie
Am Kurpark 11
96231 Staffelstein
Tel.: 0 95 73-56-0
Fax: 0 95 73-56-609

Klinik am Steigerwald
Zentrum für biologische Heilverfahren und traditionelle chin. Medizin - TCM
Chefarzt: Dr. Ch. Schmincke
97447 Gerolzhofen
Tel.: 0 93 82-949-200
Fax: 0 93 82-949-209

Reha-Klinik »Viktoria«
Am Kurgarten 5
Chefarzt: Dr. med. G. Muche
Innere Medizin, Physikalische und Reha-Medizin
97688 Bad Kissingen
Tel.: 09 71-701-0
Fax. 09 71-701-197
(Vertragsklinik der DAK)

Klinikum und Fibromyalgie-Zentrum Bad Bocklet
Reha-Klinik für Innere Medizin, Onkologie, Orthopädie, Psychosomatik
Chefarzt: Dr. Dr. med. E. Friedel
Frankenstraße 36
97708 Bad Bocklet
Tel.: 09708-79-9343
Aufnahme / Termine
Krau Keßler - Tel.: 0 97 08-7 91 10
(Infrarot-Wärmekabine)

Schmerzklinik am Arkauwald
Arkaustraße
97980 Bad Mergentheim
Tel.: 0 79 31-545-0
Fax: 0 79 31-545-131

Schmerztherapiezentrum
Schmerzklinik Bad Mergentheim-Löffenstelzen
Schönbornerstraße 10
97980 Bad Mergentheim
Tel.: 0 79 31-54 93-0
Fax: 0 79 31-54 93-50

Die Adressliste wird bei der Deutschen Fibromyalgie-Vereinigung laufend aktualisiert.

Fibromyalgie-Spezialisten und Gutachter

(G) = Gutachter

Dr. med. Volker Rust (G)
Ärztlicher Direktor, FA für Neurologie und Psychiatrie, Taucherarzt
Am Wald
04821 Brandis
Tel.: (03 42 92) 84 - 5 02
Fax: (03 42 92) 84 - 5 35
(Sauerstoffüberdruckkammer, Kältekammer -110 °C - ambulant nutzbar)

Dr. med. J.-M. Engel
Leitender Chefarzt der Rheumaklinik Eisenmoorbad
Dresdener Straße 9
04924 Bad Liebenwerda
Tel.: (03 53 41) 90 11 60
Fax: (03 53 41) 90 11 80
(Nur Privatambulanz, diag. Infrarot-Thermogarphie, Gruppentherapie)

Dr. med. P. Hrdlicka
Innere Medizin/Rheumatologie, Nephrologie, Phys. Therapie und Chiotherapie, Chefarzt der Zeisigwaldkliniken - Klinik für Innere Medizin/Rheumatologie
Zeisigwaldstraße 101
09130 Chemnitz
Tel.: (03 71) 4 30 - 16 00
Fax: (03 71) 4 30 - 16 04

Dr. med. O. Kern
Sportmedizin, Chirotherapie, Physikalische Therapie
Konstanzer Straße 55
10707 Berlin
Tel.: (0 30) 88 68 23 90
Fax: (0 30) 88 68 23 91

Dr. med. R. Haux
Innere Medizin, Rheumatologie
Welser Straße 3
10777 Berlin
Tel.: (0 30) 211 52 52
Fax: (0 30) 217 73 86

Dr. med. Rolf Hauer (G)
Internist - Rheumatologe, Rheumaklinik Berlin-Wannsee
Immanuel Krankenhaus
Königstraße 63
14109 Berlin
Tel.: (0 30) 8 05 05-0
Fax: (0 30) 8 05 05-288
(ambulant nutzbare Kältekammer)

Prof. Dr. med. habil. K. Borchert
Anästhesist
Pappelallee 1
17489 Greifswald
Tel.: (0 38 34) 87 26 23

Dr. med. D. Scholz (G)
Innere Medizin, Rheumatologie physikalische und rehabilitative Medizin, Chirotherapie, Naturheilverfahren, Sozialmedizin
Rahlstedter Straße 29
19057 Schwerin
Tel.: (03 85) 4 88 56 48
Fax: (03 85) 4 88 56 53

Dr. med. H. Markus (G)
Innere Medizin, Rheumatologie, phys. Therapie, Psychotherapie
Fegefeuer 12-14
23552 Lübeck
Tel.: (04 51) 3 96 88 01
Fax: (04 51) 3 96 88 02

Dr. med. Oliver Sprick
Orthopädie/H-Arzt
Chirotherapie - Phys. Therapie
Birkenallee 1
23669 Timmendorfer Strand
Tel.: (0 45 03) 35 15 01
Fax: (0 45 03) 35 15 02
(Kältekammer -110 °C)

Dr. med. P. Harten
Internist - Rheumatologe
Sophienblatt 1
24103 Kiel
Tel.: (04 31) 6 00 50 07
Fax: (04 31) 6 00 50 08

Dr. med. J. Tolk (G)
Internist - Rheumatologe
Diesterweg 15
24113 Kiel
Tel.: (04 31) 68 51 36
Tel.: (04 31) 68 73 76
Fax: (04 31) 68 76 32

Dr. med. J. Treidler
Anästhesiologie
Bartelstraße 1
25469 Halstenbeck
Tel.: (0 41 01) 60 61 11
Fax: (0 41 01) 60 61 12

Dr. med. D. Becker-Capeller
Internist - Rheumatologe
Chefarzt Seehospital Sahlenburg
Nordheimstraße 201
27455 Cuxhaven
Tel.: (0 47 21) 6 04 - 1
Fax: (0 47 21) 20 53 13

Dr. med. K. Henning (G)
Orthopädie/Phlebologie
Friedenstr, 9
29640 Schneverdingen
Tel.: (0 51 93) 65 36
Fax: (0 51 93) 97 23 56
(nur Gutachter)

Dr. med. H.-G. Pott
Rheumatologie, Physikalische Medizin
Rathenaustraße 13/14
30159 Hannover
Tel.: (05 11) 30 15 40
Fax: (05 11) 30 15 444

Dr. med. I. Conrad
Anästhesiologie, Spezielle Schmerztherapie,
Chirotherapie, Psychotherapie
Ltd. OA der Schmerzambulanz der
Medizinischen Hochschule
Carl-Neuberg-Straße 1
30625 Hannover
Tel.: (05 11) 5 32-1
Fax: (05 11) 5 32-8109

Gemeinschaftspraxis
Dr. med. U. Niedergerke/
Dr. med. M. Jordan
Innere Medizin, Rheumatologie,
Rettungsmedizin
Waldstraße 17
30629 Hannover
Tel.: (05 11) 95 99 00
Fax: (05 11) 58 38 34

Dr. med. W. Brückle (G)
Internist, Rheumatologe
Pysikalische Therapie,
Rehabilitation, Chefarzt
Rheumaklinik Bad Nenndorf
Bahnhofstraße 9
31542 Bad Nenndorf
Tel.: (0 57 23) 7 02 - 126
Fax: (0 57 23) 7 02 - 127
(Kältekammer -70 °C, keine Kassenambulanz, FM-Schulung, Moor-u. Schwefelbäder)

Prof. Dr. med. P. Wagener
Dr. med. R. Hein
Internisten - Rheumatologen
Führser Mühlweg 70
31582 Nienburg
Tel.: (0 50 21) 91 06 86

Dr. med. B. Ahsendorf
Allgemeinmedizin
Obermarktstraße 10
32423 Minden
Tel.: (05 71) 2 63 41

Dr. med. Shaban Fetaj
Innere Medizin Rheumatologie - Chefarzt Weserbergland-Klinik
Seebruchweg 33
32602 Vlotho
Tel.: (0 57 33) 92 59 09
(Kältekammer -110 °C, Moorbäder)

Dr. med. E. Herrmann
Innere Medizin, Physikalische und rehabilitative Medizin, Naturheilverfahren
Beckhausstraße 76
33611 Bielefeld
Tel.: (05 21) 800010
Fax: (05 21) 8000150

Dr. med. G. Brockamp
Gesundheitszentrum
Bülberg 1
34431 Marsberg
Tel.: (0 29 92) 9 79 80
Fax: (0 29 92) 97 98 88

Dr. med. B. Krohn-Grimberghe
Chefarzt - Rheumaklinik
Innere Medizin, Phys. und Rehabilitative Medizin, Chirotherapie, Sozialmedizin
Am Katzenstein 2
34537 Bad Wildungen
Tel.: (0 56 21) 7 97 - 0
Fax: (0 56 21) 7 97 - 700
(-110 °C Ganzkörperkältetherapie)

Dr. med. Jürgen Rieke
Neurologie und Psychiatrie
Frankfurter Straße 22
35392 Giessen
Tel.: (06 41) 7 76 16

Dr. med. W. Hoerster
Anästhesiologie, Spezielle Schmerztherapie
Wilhelmstraße 14
35392 Giessen
Tel.: (06 41) 7 34 21
Fax: (06 41) 79 13 42

Gemeinschaftspraxis
Dr. med. G. Moll /
Dr. med. W. Leutheuser (G)
Orthopädie, Sportmedizin
Schlossgasse 5
35423 Lich
Tel.: (0 64 04) 66 27 - 0
(Akupunktur, Schmerztherapie)
(stationäre Aufnahme im belegärztlichen Krankenhaus ohne vorherige Kostenzusage möglich)

Gemeinschaftspraxis
Dr. med. Frey & Langedorf
Orthopädie
Karl-Keller-Ring 39
35576 Wetzlar
Tel.: (0 64 41) 4 21 21
Fax: (0 64 41) 4 21 22

Dipl. med. Kathrin Dietrich
Am Markt 28
36251 Bad Hersfeld
Tel.: (0 66 21) 7 20 58

Dr. med. Ina Dahmann
Internistin - Rheumatologin
Nicolausberger Weg 41
37073 GÖttingen
Tel.: (05 51) 4 40 98

Dr. med. F. T. Haneveld (G)
Neurologie und Psychiatrie, Schmerztherapie
Bilker Allee 57
40219 Düsseldorf
Tel.: (02 11) 3 98 37 44
Fax: (02 11) 3 98 54 17

Dr. med. Jörg Hassink (G)
Orthopädie, Rheumatologie, Sportmedizin
Niederstraße 36
41460 Neuss
Tel.: (0 21 31) 2 10 55

Gemeinschaftspraxis
Dr. K. Kalthoff / Dr. B. Schenk /
Dr. Hüppe / Dr. G. Furche
Schillerstraße 37
44623 Herne
Tel.: (0 23 23) 5 20 64
(ambulante Kältekammer mit -75° bis -100°)

Dr. med. M. Igelmann
Internist - Rheumatologe
Hans-Böckler-Straße 10
44787 Bochum
Tel.: (02 34) 6 05 31

Dr. med. R.-R. Frieling (G)
Allgemeinmedizin, Anästhesiologie,
Spezielle Schmerztherapie
Herner Straße 351
44807 Bochum
Tel.: (02 34) 53 31 40
Fax: (02 34) 9 53 63 83
(Zentrum Ganzkörperschmerz, Schmerz-analyse, Therapieplan, Gutachterinstitut)

Dr. med. J. Währisch
Innere Medizin, Rheumatologie, Physikalische und Reha-Medizin, Sportmedizin, Physikalische Therapie
Wilhelm-Nieswandt-Allee 123
45326 Essen
Tel.: (02 01) 83 70 10
Fax: (02 01) 83 70 110

Dr. med. G. Altgassen
Dr. med. H. Altgassen
Akupunktur, Homöopathie, Naturheilverfahren, Umweltmedizin
Kemnastraße 18
44866 Bochum
Tel.: (02 34) 3 16 92
Fax: (02 34) 32 323 16

Dr. med. H.-J. Mohr
Internist - Rheumatologe
Am Stutenteich 8
45731 Waltrop
Tel.: (0 23 09) 20 61

Gemeinschaftspraxis
Dr. rer. Nat. U. Bickel
Dr. med. K. Salem
Anästhesiologie, Chirotherapie
Kreuzstraße 16
46395 Bocholt
Tel.: (0 28 71) 18 54 09
Fax: (0 28 71) 18 67 76

Dr. med. P. Hügler
Spezielle Schmerztherapie
Chefarzt Knappschaftskrankenhaus Bottrop
Osterfelder Straße 157
46242 Bottrop
Tel.: (0 20 41) 151301
Fax: (0 20 41) 151304

Dr. med. Albert Hein (G)
Allgemeinmedizin, Anästhesiologie,
Sportmedizin/Sozialmedizin
Mühlenstraße 41
47661 Issum
Tel.: (0 28 35) 17 17
Fax: (0 28 35) 4 03 12

Dr. med. S. Setiawan
Anästhesiologie, Spezielle Schmerztherapie
Am Museumsturm 2.8
48529 Nordhorn
Tel.: (0 59 21) 99 41 63
Fax: (0 59 21) 99 45 78

Dr. med. Egon Niksch
Innere Medizin,Rheumatologie,
Chirotherapie Chefarzt der Rheumatologischen Abteilung am St. Marien-Hospital
An't Lindeken 100
48691 Vreden
Tel.: (0 25 64) 99 - 41 50
Fax: (0 25 64) 99 - 41 56
(Ganzkörperkaltluftbehandlung)

Dr. med. Manfred Hechler
Allgemeinmedizin, Phys. Therapie, Sportmedizin und Akupunktur, Spezielle Schmerztherapie, Abgrenzung zum CFS
Schlosswall 8
49080 Osnabrück
Tel.: (05 41) 4 24 24

Dr. med. A. Hoffmann (G)
Internist – Rheumatologe
Richard-Wagner-Straße 13-17
50674 Köln
Tel.: (02 21) 2 19 02 00
Fax: (02 21) 2 19 02 01
(Praxisklinik, Laserschmerztherapie, Privatpraxis – Kassenpatienten 1,0 GOÄ-Satz)

Prof. Dr. Klaus Schlüter
Innere Medizin, Naturheilverfahren, Physiotherapie, Craniosacrale Therapie und Traditionelles Reiki nach Dr. Usui
Neumarkt 1 c
50667 Köln
Tel.: (02 21) 9 25 20 05
Fax: (02 21) 9 25 50 03
(Kältekammer –110 °C)

Dr. med. Ralf Sternfeld
Internist – Rheumatologie
Quirinstraße 7
53129 Bonn
Tel.: (02 28) 23 00 19

Dr. med. Walter Ziese
Internist, Rheumatologe, Naturheilverfahren, Akupunktur, Chirotherapie
Friedrich-Wilhelm-Straße 23
54290 Trier
Tel.: (06 51) 7 10 27 36
Fax: (06 51) 7 10 27 38

Dr. med. K.-D. Peck
Internist, Rheumatologe, Physiotherapie
Goethestraße 32
59755 Arnsberg
Tel.: (0 29 32) 2 30 1

Dr. med. W. Beck (G)
Orthopädie
Wolframstraße 10
63067 Offenbach
Tel.: (0 69) 47 33 43
Fax: (0 69) 47 90 00
(Stoßwellentherapie ESTW)

Dr. med. B. Brück
Internist, Naturheilkunde
Heinrichstraße 94
64283 Darmstadt
Tel.: (0 61 51) 4 59 70

Dr. med. Ch. Kirch
Internist, Naturheilverfahren
Sterngasse 197
64347 Griesheim
Tel.: (0 61 55) 25 25
Fax: (0 61 55) 87 88 66

Dr. med. R. Petermann
Ärztin für Allgemeinmedizin
Heinrichstraße 4-6
64625 Bensheim
Tel.: (0 62 51) 70 51 32
Fax: (0 62 51) 78 88 69

Dr. med. W.-D. Wörth
Innere Medizin, Rheumatologie, Physikalische – Rehabilitative Medizin
Friedrichstraße 34
65185 Wiesbaden
Tel.: (06 11) 30 10 64
Fax: (06 11) 30 10 63

Dr. med. W. Bolten (G)
Innere Medizin, Rheumatologie, Reha-Medizin, Phys. Therapie, Sportmedizin, Ärztlicher Direktor/Chefarzt Klaus Miehlke Klinik Rheumaklinik Wiesbaden
Leibnitzsstraße 23
65191 Wiesbaden
Tel.: (06 11) 5 75 - 813
Fax: (06 11) 5 75 - 188

Dr. med. W. A. Biewer
Rheumatologie & Innere Medizin, Sportmedizin - Phys. Therapie
Dudweilerstraße 2
66111 Saarbrücken
Tel.: (06 81) 3 90 50 75
Fax: (06 81) 3 90 50 76

Dr. med. B. Permar
Westpfalz-Klinikum GmbH Schmerzambulanz
Hellmut-Hartert-Straße 1
67655 Kaiserslautern
Tel.: (06 31) 203-1037
Fax: (06 31) 203-1922

Dr. med. Georg Klimek
Allgemeinmedizin, Sportmedizin
Turnerstraße 4
67677 Enkenbach
Tel.: (0 63 03) 98 35 35

Dr. med. Thomas Weiss
Allgemeinmedizin, Naturheilverfahren, Psychiatrie, Psychotherapie u. Buchautor
O 7, 7-8
68161 Mannheim
Tel.: (06 21) 2 27 97
(Ambulante Kältekammer -60 °C und Infrarot-Wärmekabine - Akupunktur - überwiegend privat)

Dr. med. V. W. Rudi (G)
Hauptstraße 53 a
68804 Altlussheim
Tel.: (0 62 05) 39 22 30
Fax: (0 62 05) 39 22 32
(Gutachten nach §109 SGG)

Dr. med. Birgit Zöller
Anästhesie, Naturheilverfahren Sportmedizin und Chirotherapie, Phys. Therapie
Römerstraße 1
69115 Heidelberg
Tel.: (0 62 21) 16 00 06
Fax: (0 62 21) 16 86 66

Gemeinschaftspaxis
Dr. med. R. Hage
Dr. med. Sabine Sauer
Spezielle Schmerztherapie, Naturheilverfahren, Orthopädie, Anästhesie
Heidelberger Straße 14
69126 Heidelberg
Tel.: (0 62 21) 36 47-0

Dr. med. H.-U. Wilhelm /
Dr. med. C. Richter (G)
Internisten, Rheumatologen
Königstraße 4
70173 Stuttgart
Tel.: (07 11) 2 99 13 95

Dr. med. Th. Albrecht (G)
Dr. med. R. Waldmann
Anästhesiologie, Spezielle Schmerztherapie
Schmerzzentrum Stuttgart
Eierstraße 46
70199 Stuttgart
Tel.: (07 11) 60 17 31 31
Fax: (07 11) 60 17 31 55

Dr. med. E. Bärlin /
Dr. med. M. Schiebel
Internisten, Rheumatologen
Friedrichstraße 124
71638 Ludwigsburg
Tel.: (0 71 41) 9 71 91 29

PD Dr. Ilhan Günaydin
Innere Medizin, Rheumatologie, Rehabilitationswesen
Koordinator Rheumazentrum Württemberg, Medizinische Klinik und Poliklinik II, Rheumaambulanz
Otfried-Müller-Straße 10
72076 Tübingen
Tel.: (0 70 71) 298-7695
Fax: (0 70 71) 29-2763

Dr. med. H. Staudenmayer
Schmerztherapie, Algesiologe
Chirotherapie, Sportmedizin
Poststraße 25-27
73033 Göppingen
Tel.: (0 71 61) 96 33 90
Fax: (0 71 61) 96 33 999

Dr. med. G.-U. Maier
Allgemeinmedizin, Naturheilverfahren, Sportmedizin, Umweltmedizin, H-Arzt der Berufsgenossenschaft
Schumannstraße 9
73079 Süssen
Tel.: (0 71 62) 4 50 85
Fax: (0 71 62) 93 96 70

Dr. med. Dr. rer. nat.
Ulrich Friedrichson (G)
Bahnhofstraße 14
73463 Westhausen
Tel.: (0 73 63) 48 33
Fax: (0 73 63) 48 43

Dr. med. Kamil Müller
Neurologie und Psychiatrie, Psychotherapie
Haagstraße 3
74722 Buchen
Tel.: (0 62 81) 9 75 57
Fax: (0 62 81) 9 76 49

Dr. med. W. Löwe
Orthopädie, Chirotherapie
Miltenberger Straße 13
74731 Walldürn
Tel.: (0 62 82) 4 23 21

Dr. med. P. Trunzer (G)
Chefarzt Kraichgau-Klinik, Innere Medizin, Spezielle Schmerztherapie, Chirotherapie, Homöopathie, Rehabilitationswesen
Fritz-Hagner-Promenade 15
74906 Bad Rappenau
Tel.: (0 72 64) 8 02 - 122
Fax: (0 72 64) 8 02 - 114

Priv. Doz.
Dr. med. R. Wörz
Neurologie und Psychiatrie
Friedrichstraße 73
76669 Bad Schönborn
Tel.: (0 72 53) 3 18 65

Gemeinschaftspraxis
Dr. med. W. Niemeyer /
Dr. med. O. Niemeyer
Orthopädie, Chirotherapie, Sportmedizin, Schmerztherapie,
H-Arzt d. BG
Wilhelmstraße 13
77654 Offenburg
Tel.: (07 81) 3 78 37
Fax: (07 81) 3 44 42

PD Dr. med. E. Röther
Internist, Rheumatologe
Schrambergstraße 30
78054 Schwenningen
Tel.: (0 77 20) 39 08 50
Fax: (0 77 20) 39 08 73

Dr. med. A. Pohlmeier
Spezielle Schmerztherapie
Oberdorfstraße 1 a
78315 Radolfzell
Tel.: (0 77 32) 17 30
Fax: (0 77 32) 94 30 15

Gemeinschaftspraxis
Dr. med. W. Keira /
Dr. med. E. Nitzschke
Chirotherapie, Handchirugie, Sportmedizin, Schmerztherapie
Münzgasse 29
78462 Konstanz
Tel.: (0 75 31) 1 50 91
Fax: (0 75 31) 1 50 95

Dr. med. B. Bonorden
Internist, Anästhesist, Chirotherapie, Spezielle Schmerztherapie
Unterlinden 2
79098 Freiburg
Tel.: (07 61) 28 63 64
Fax: (07 61) 28 63 54

Gemeinschaftspraxis
Dr. med. A. Lüth /
Dr. med. **M. Natalis (G)**
Orthopädie, Rheumatologie, Sportmedizin, Spezielle Schmerztherapie
Hornusstraße 18
79108 Freiburg
Tel.: (07 61) 5 73 74
Fax: (07 61) 55 47 73

Dr. med. S. Meske (G)
Rheumatologische Ambulanz Theresienklinik, Innere Medizin – Rheumatologie – Phys. Therapie und Rehabilitation, Chirotherapie, Spezielle Schmerztherapie
Herbert-Hellmann-Allee 11
79189 Bad Krozingen
Tel.: (0 76 33) 404-2410
Fax: (0 76 33) 404-2407

Dr. L. Weinhold
Anästhesiologie, Spezielle Schmerztherapie
Wiesenweg 4
79268 Bötzingen
Tel.: (0 76 63) 64 09
Fax: (0 76 63) 94 02 83

Dr. med. Th. Stratz
Innere Medizin, Rheumatologie, Physikalische Therapie, Reha-Medizin, Badearzt, Wissenschaftlicher Mitarbeiter am Hochrhein-Forschungsinstitut – Rheumaklinik Bad Säckingen
Bergseestraße 61
79713 Bad Säckingen
Tel.: (0 77 61) 5 54 – 956
Fax: (0 77 61) 5 54 – 909

Prof. Dr. med. Dr. h.c. Wolfgang Müller
Hochrhein-Institut Rehabilitationsforschung und Deutsch-Schweizerisches Fibromyalgie-Zentrum
Bergseestraße 61
79713 Bad Säckingen
Tel.: (0 77 61) 92 17 11
Fax: (0 77 61) 55 43 29
(Zentrum für Schmerztherapie)

Dr. med. P- Wagner
Anästhesiologie, Chirotherapie,
Spezielle Schmerztherapie
Schneckenhalde 12
79713 Bad Säckingen
Tel.: (0 77 61) 5 94 81
Fax: (0 77 61) 5 85 39

Prof. Dr. med. D. Pongratz
Ltd. Arzt des Friedrich-Baur-Instituts – Klinikum Innenstadt d. Ludwig-Maximilians-Universität – Muskelzentrum
Ziemssenstraße 1
80336 München
Tel.: (0 89) 51 60 – 7400

Dr. med. Michael Späth
Internist, Rheumatologe
Ziemssenstraße 1
80336 München
Tel.: (0 89) 51 60- 7470
Fax: (0 89) 51 60 -7422

Dr. med. M. Offenbächer
Wiss. Assistent und ärztlicher Leiter der Fibromyalgie-Tagesklinik, Klinikum der Universität München, Klinik und Poliklinik für Physikalische Medizin u. Rehabilitation – Innenstadt
Ziemssenstraße 1
81336 München
Tel.: (0 89) 51 60-24 54
Fax: (0 89) 51 60-44 34

Dr. med. Stefan Schnur
Allgemeinmedizin, Naturheilverfahren und Sportmedizin
Waisenhausstraße 17
80637 München
Tel.: (0 89) 15 92 50 50
Fax: (0 89) 15 92 50 51
(Algometrie der Druckschmerzpunkte, nur Privatpatienten)

Dr. med. M. Bokor (G)
Innerkoflerstraße 23
81377 München
Tel.: (0 89) 7 14 14 17
Fax: (0 89) 71 86 49

Dr. med. G. Amann (G)
Edelweißstraße 100
82178 Puchheim
Tel.: (0 89) 80 50 82

Dr. med. E. Edelmann / Dr. med. G. Sträßner / Dr. med. H. Bloching
Internisten
Lindenstraße 2
83043 Bad Aibling
Tel.: (0 80 61) 9 05 80

Dr. med. Boris Karmann
Internist, Rheumatologe
Konrad-Adenauer-Straße 1
86150 Augsburg
Tel.: (08 21) 3 19 99 34

Gemeinschaftspraxis Dr. med. B. Aichinger-Rachaniots / Dr. med. V. Rachaniotis
Anästhesiologie, Spezielle Schmerztherapie, Praxisklinik
Bahnhofstraße 17
86150 Augsburg
Tel.: (08 21) 34 69 60
Fax: (08 21) 34 69 77

Dr. Karl Kienle
Praktischer Arzt, Homöopathie, Chirotherapie, Naturheilverfahren
Münzstraße 17
86956 Schongau
Tel.: (0 88 61) 90 05 83
Fax: (0 88 61) 90 05 84

Dr. med. G. Fink
Innere Medizin, Rheumatologie, Naturheilverfahren, Sozialmedizin, Physikalische Therapie
Hemigkofenerstraße 10
88079 Kressbronn
Tel.: (0 75 43) 5 08 08
Fax: (0 75 43) 5 46 73

Dr. med. R. Maleitzke (G)
Chefarzt d. Federseeklinik
Postfach 1361
88419 Bad Buchau
Tel.: (0 75 85) 8 00 - 1614

PD Dr. med. H. Schreiber
Universität Ulm – Neurologie Ambulanz – Muskelsprechstunde
Steinhövelstraße 1
89075 Ulm
Tel.: (07 31) 5 02 - 1431

Prof. Dr. med. H. Mathies
Rheuma-Therapiezentrum Innere Medizin, Rheumatologie
Schweinauer Hauptstraße 12
90441 Nürnberg
Tel.: (09 11) 96 61 82 18
Fax: (09 11) 9 66 17 35

Dr. med. R. de la Camp /
Dr. med. Schuch /
Dr. med. J. Wendler (G)
Internisten
Möhrendorfer Straße 1c
91056 Erlangen
Tel.: (0 91 31) 89 00 - 0
Fax: (0 91 31) 89 00 - 50
(Ambulante Ganzkörperkältetherapie -110° C)

Dr. med. U. Schnizlein /
B. Schnizlein (G)
Anästhesie - Orthopädie
Bahnhofstraße 18-20
91413 Neustadt
Tel.: (0 91 61) 53 35
Fax: (0 91 61) 58 34

Dr. med. Stephan Dietl
Internist, Rheumatologe
Sebastianstraße 3
92637 Weiden / Opf.
Tel.: (09 61) 38 08 79

Dr. med. Ernst Nitsche
Internist, Rheumatologe, Naturheilverfahren, Chirotherapie, Psychotherapeut
Franz-von-Taxis-Ring 51
93049 Regensburg
Tel.: (09 41) 3 07 28 - 0
Fax: (09 41) 3 07 28 - 15

Dr. med. Roman Eder
Internist, Rheumatologie, Psychotherapie, Chirotherapie, Manuelle Therapie
Angerstraße 33
94227 Zwiesel
Tel.: (0 99 22) 8 40 30
Fax: (0 99 22) 6 06 63

Gemeinschaftspraxis
Dr. med. F. Deininger /
Dr. med. F. Hartmann
Internist, Rheumatologie, Sportmedizin
Haugerpfarrgasse 7
97070 Würzburg
Tel.: (09 31) 5 35 85
Fax: (09 31) 57 34 7

Prof. Dr. med. H. Wernze
Internist
Pilziggrundstraße 54
97076 Würzburg
Tel.: (09 31) 27 81 21
Fax: (09 31) 27 80 44

PD Dr. Dr. med. E. Friedel (G)
Internist, Chefarzt d. Klinikums u. Fibromyalgiezentrums Bad Bocklet
Frankenstraße 36
97708 Bad Bocklet
Tel.: (0 97 08) 79 - 9343
(Sekretariat Frau Fuß)

Die Adressliste wird bei der Deutschen Fibromyalgie-Vereinigung laufend aktualisiert.

Glossar

Abdomen, abdominell: Bauch, den Bauch betreffend
Abusus: Missbrauch
Akren: Zehen, Füße und Nase
Alexithymie: Unfähigkeit, Gefühle wahrzunehmen und zuzulassen
Alopezie: Haarausfall
Amaurosis fugax: vorübergehende Blindheit (fugax = flüchtig)
Analgesie, analgetisch: Schmerzhemmung, schmerzlindernd
Anamnese: Krankengeschichte
Anxiolyse: Verminderung der Angst
Arrhythmie: unregelmäßiger Herzschlag
Arthralgie: Gelenkschmerzen
Arthritis: Gelenkentzündung
Arthrose: Gelenkzerstörung durch Abnutzung
Ataxie: Gleichgewichtsstörung
Ätiologie: Ursache
Autoantikörper: Abwehrstoff gegen körpereigenes Gewebe

Bilateral: auf beiden Seiten
Biopsie: Entnahme einer Gewebeprobe
Bruxismus: Zähneknirschen
Bursitis: Schleimbeutelentzündung (hierzu müssen Entzündungszeichen vorhanden sein!)
BWS-Syndrom: Beschwerden, ausgehend von der Brustwirbelsäule

CFS Chronic Fatigue Syndrom: chronisches Müdigkeitssyndrom
Colon irritabile: Reizdarm
Computertomografie: Röntgenuntersuchung, die einzelne Schichten unterscheiden kann
Costochondralgie: Brustkorbschmerzen (chond = Knorpel, costa = Rippe, algie = Schmerzen)

Dermographismus: deutliches Erscheinen einer roten oder weißen Linie auf der Haut nach leichtem Darüberfahren mit einem Holzstäbchen (Hinweis auf vegetative Übererregbarkeit)
Diarrhö: Durchfall
Diplopie: Doppeltsehen
Diskusprolaps: Bandscheibenvorfall
Disposition: Veranlagung
Dolorimeter: Schmerzmesser
Dysmenorrhö: Störungen der Regelblutung (Schmerzen, zu kurze/lange/starke/schwache Regelblutung)
Dyspepsie: Verdauungsstörungen
Dyspnoe: Atemnot
Dystonie, vegetative: Ungleichgewicht im vegetativen Nervensystem mit entsprechenden Beschwerden
Dysurie: Schmerzen beim Wasserlassen

Ekchymosen: verstärkte Bildung »blauer Flecken«
Elektromyografie: Aufzeichnung der elektrischen Muskelaktivität
Endokrinopathie: Hormonstörung
Epikondylen: Gelenkfortsätze am Ellbogen

Fasziitis: Entzündung der Muskelhüllen
Fibrositis: veralteter Ausdruck für Fibromyalgie (-itis = Entzündung, liegt hier nicht vor)

Gastrointestinal: Magen und Darm betreffend
Globusgefühl: Gefühl des zusammengeschnürten Halses (Globus = Kugel)

Histologie: feingewebliche (mikroskopische) Untersuchung
HWS-Syndrom: Beschwerden, ausgehend von der Halswirbelsäule
Hyperalgesie, -ästhesie: (Schmerz-) Überempfindlichkeit
Hyperhidrosis: vermehrtes Schwitzen
Hypermobilität: Überbeweglichkeit der Gelenke
Hypertonie: hoher Blutdruck
Hypotonie: niedriger Blutdruck

Indexpatient: ein Mensch, für den Schmerz zur Aufrechterhaltung einer bestimmten Situation notwendig bleibt
Indikation: Heilanzeige
Induziert: ausgelöst
Infiltrat: Einwanderung von Entzündungszellen in das Gewebe
Insomnie: Schlaflosigkeit bzw. -störungen

Juvenil: Jugendliche betreffend

Kardiovaskulär: Herz und Gefäße betreffend
Karpaltunnelsyndrom: Nerveneinengung in den Sehnenfächern des Handgelenkes
Kephalgie: Kopfschmerzen
Kognitive Störungen: Störungen der bewussten Gehirnleistung wie Konzentrationsstörungen, Vergesslichkeit, Koordinationsstörungen
Kollagenose: Bindegewebserkrankung, teilweise als fehlgeleitete Immunreaktion
Kontraindikation: Gegenanzeige
Konversionsstörung oder -neurose: körperliche Fehlfunktion mit zugrunde liegender seelischer Ursache
Krankheitsgewinn, sekundärer: Vorteile aus einer Erkrankung (z.B. mehr Interesse der Mitmenschen, Entlastung, Schonung)
Kryotherapie: Behandlung mit Kälte

Libido: sexuelles Verlangen
Liquor: Gehirn- und Rückenmarksflüssigkeit
Lokalanästhetikum: örtlich betäubendes Medikament
LWS-Syndrom: Beschwerden, ausgehend von der Lendenwirbelsäule
Lyme-Krankheit: von Zecken übertragene bakterielle Krankheit (auch Borreliose)
Lymphadenopathie: Veränderungen der Lymphknoten

Magnetresonanztomografie: fein auflösende Untersuchung bestimmter Regionen in Schichten, kein Röntgenbild, sondern Darstellung durch »Magnetisieren« des Gewebes
Menopause: Wechseljahre
Metabolismus: Stoffwechsel
Münchhausen-Syndrom: Krankheit, die sich der Patient selbst zufügt (teilweise Vorwurf an nicht als Fibromyalgie-Betroffene erkannte Patienten)
Myalgie: Muskelschmerzen
Myasthenia gravis: Krankheit mit gestörter Erregungsübertragung zwischen Nerv und Muskel
Myositis: Muskelentzündung
Myotendinose: Schmerzen in Muskeln und Sehnen, aber keine Fibromyalgie (örtlich begrenzte Schmerzen,

Triggerpunkte sind empfindlich, aber nicht Tender points)
Myotonolytikum: muskelentspannendes (-relaxierendes) Medikament

Nausea: Übelkeit
Neuralgie: Nervenschmerzen
Neuroendokrin: die Nerven und die Hormone betreffend
Neurose: erworbene/erlernte psychische Verhaltensauffälligkeit (im Gegensatz zur Psychose, die eher körperliche Ursachen hat)
Neurotransmitter: Nervenbotenstoff (z.B. Serotonin)
Nystagmus: unwillkürliche ruckartige Bewegungen des Augapfels

Obstipation: Verstopfung
Ödem: Gewebeschwellung
Okzipital: am Hinterhaupt
Orthostase: Blutdruckabfall beim Aufstehen aus dem Sitzen oder Liegen (auch orthostatische Dysregulation)
Osteomalazie: Verlust der mineralischen Knochensubstanz in der ansonsten normal oder überschießend gebildeten Gesamtknochensubstanz
Osteoporose: Verlust der gesamten Knochensubstanz

Palpation: Abtasten
Palpitation: Herzklopfen
Parameter: Messwert
Paraneoplasie: Symptome im Gefolge einer bösartigen Geschwulst
Parästhesie: Missempfindungen wie Kribbeln, Brennen, Prickeln, meist an den Extremitäten
Pathogenese: Krankheitsentstehung
Pharyngitis: Kelhkopfentzündung
Phobie: Angststörung
Plazebo: Scheinmedikament
Polyarthritis (chronische): Gelenkrheuma
Polydipsie: vermehrter Durst
Polymyalgia rheumatica: Gefäße und Muskeln betreffende Autoimmunkrankheit
Polyneuropathie: Störung der Nervenfunktion, in der Regel aufgrund einer Ernährungsstörung der Nerven (Zuckerkrankheit, Alkoholismus)
Postinfektiös: nach einer Infektion
Progredienz: Fortschreiten
Punktion: »Hineinstechen«

Raynaud-Syndrom: Engstellen der Blutgefäße, meist in den Fingern, mit Weißwerden
Refluxösophagitis: Entzündung der Speiseröhre mit Sodbrennen
Remission: Zurückgehen der Beschwerden
Rezidiv: Wiederauftreten

Schlafapnoe: Aussetzen des Atems während des Schlafs
Score: Punktanzahl in einem Fragebogen
Sicca-Syndrom: trockene Schleimhäute
Sjögren-Syndrom: Autoimmunkrankheit mit dem Symptom trockener Schleimhäute (Abgrenzung zur Fibromyalgie)
Somatoform: sich am Körper zeigend (somatoforme Schmerzstörung meint eine psychisch verursachte, durch körperliche Beschwerden in Erscheinung tretende Störung – die Fibromyalgie ist hierzu deutlich abgegrenzt!)
Spontanremission: Zurückgehen der Beschwerden ohne weitere Behandlung
Statisch-myalgisches Syndrom (SMS): Fehlhaltungen mit nachfolgenden Fehlbelastungen und Schmerzen (von der Fibromyalgie zu trennen, aber teilweise mit verursachend)
Stenokardie: »Herzenge«, Gefühl des Drucks über der Brust

Subfebril: Temperaturerhöhung über 37 °C, aber noch kein Fieber (unter 38,0 °C), jeweils im After gemessen

Tachykardie: Herzjagen
Tender point - Triggerpunkt: der »tender point« ist ein druckschmerzhafter umschriebener Punkt, von dem aus aber auch Schmerzen ausstrahlen können. Der Triggerpunkt ist im Gegensatz dazu ein Punkt, an dem ein ausstrahlender Schmerz in einem bestimmten Nervenversorgungsgebiet ausgelöst werden kann.
Tendinitis: Sehnenentzündung (hierzu müssen Entzündungszeichen vorhanden sein!)
Tendomyopathie: unscharfer Begriff, »Sehnen- und Muskel-Erkrankung«
Tenesmen: Darm-, Blasenkrämpfe
Thermotherapie: Behandlung mit Kälte oder (und) Wärme
Thyreoidea: Schilddrüse
Tinnitus: Ohrensausen
TMJ: temporomandibular joint disorder = Kiefergelenkstörung
Trauma: Verletzung, wobei eine Verletzung körperlicher oder seelischer Art gemeint sein kann
Tremor: Zittern
Trochanter major: Knochenvorsprung des Oberschenkelknochens an der Hüfte
Tumor: Geschwulst; keine Wertung, ob bösartig (Krebs) oder gutartig!

Vertigo: Schwindel
Vomitus: Erbrechen

Sachverzeichnis

UNSER LESER-SERVICE FÜR SIE

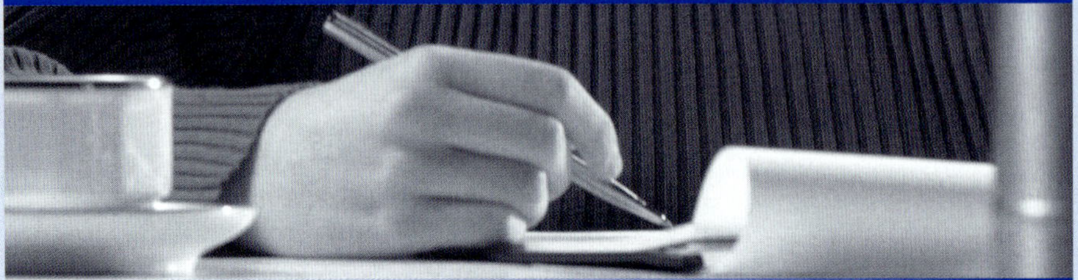

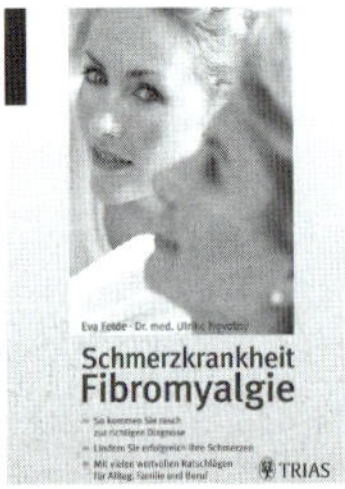

Liebe Leserin, lieber Leser,

wir freuen uns, dass wir Ihnen mit diesem Buch weiterhelfen konnten. Fragen zum Inhalt dieses Buches leiten wir gern an die Autorin oder den Autor weiter.

Auch Anregungen und Fragen zu unserem Programm wie auch Ihre Kritik sind uns herzlich willkommen!

Denn: **Ihre Meinung zählt.**
Deshalb zögern Sie nicht – schreiben Sie uns!

Ihre

Sybille Duelli

- Adresse: Lektorat TRIAS Verlag
  Postfach 30 05 04
  70445 Stuttgart
- E-Mail Leserservice: heike.bacher@medizinverlage.de
- Fax: 0711-8931-748

Felde / Novotny

Schmerzkrankheit Fibromyalgie

Die Autoren:

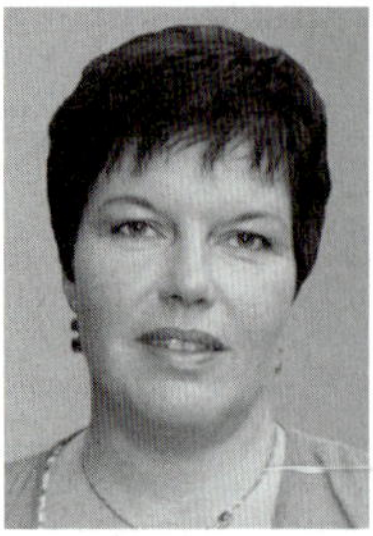

Eva Felde ist selbst Betroffene. Nach der Diagnosestellung Fibromyalgie begann sie mit der Gründung von Selbsthilfegruppen. Sie war Vorstandsvorsitzende der Deutschen Fibromyalgie-Vereinigung DFV e.V.

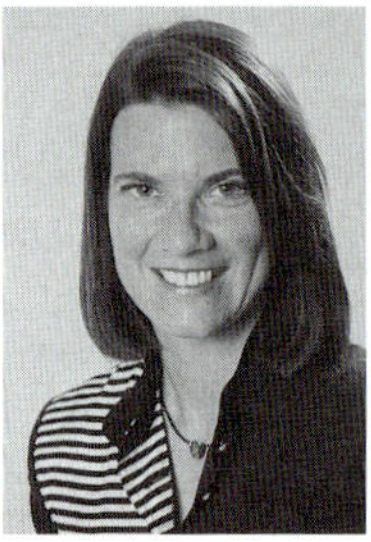

Dr. med. Ulrike Novotny arbeitete zunächst als Ärztin in der Klinik. Als Mutter zweier Kinder tauschte sie den weißen Kittel gegen den Schreibtisch, PC und Papier. Seit 11 Jahren ist sie u.a. als Medizinjournalistin tätig, vor allem in Themenbereichen, bei denen eine gründliche Information für Gesundheit oder Krankheitsverlauf wichtig ist.